五十肩の
リハビリテーション

正しいストレッチとマッサージを学ぶ

－病期に合わせた適切な運動療法－

編集 山本良彦　長野保健医療大学保健科学部リハビリテーション学科

診断と治療社

序　文

　五十肩は古くて新しい疾患です．人類が手を地面から離して立ち上がり，肩関節が体重を支えることから腕を大きく動かすことに重点を移したときより，ヒトの肩関節は五十肩を宿命づけられたのだと思います．そして人類が長生きできるようになり，平均余命が50歳を超えるようになったことで，五十肩は表面化してきたのではないでしょうか．

　ヒトが手を自由に動かし，物を正確に操作したり，重たい荷物をもったりするためには，腕の付け根である肩関節が安定している必要があります．そしてまた，投げる動作をするためには肩関節には大きな運動範囲が必要です．これらのことから肩には「安定」と「運動」という，相反する要素が要求されることがわかります．特にスポーツの場面では，この安定と運動が同時に求められる状況が頻繁に生じます．肩関節は常に究極の選択のなかで使われているのです．複雑に手を使う人類の肩には非常に負担がかかり，肩関節疾患の要因となっています．

　五十肩と四十肩は同じ疾患です．もちろん症状も同じですが，40歳代の人に「五十肩」とはいいにくいことから，四十肩といういい方もするようです．現在，五十肩（四十肩）は肩関節周囲炎の一つとして位置づけられています．原因は明らかではなく，突然肩が痛くなり，動かすことができなくなることから始まります．夜間にも痛みが現れるので，ぐっすり眠ることができません．症状が似ている疾患もあり鑑別が必要です．経過は人それぞれで，半年で治る人がいたり2年程度かかる人がいたりします．五十肩という疾患は，多くの場合，時間が経てば勝手に治ってしまうと思われています．しかし，痛みがなくなっても肩が上がらない，思うように動かすことができないなどの機能障害を残す人も少なくありません．この機能障害は，日常生活程度の動作なら全く問題はないといえますが，肩に大きな負荷のかかる趣味活動や，スポーツなどの場面で違和感を覚えることがあります．本書はそのような機能障害を残さないためのリハビリテーションについて記載されています．

　五十肩の経過をみていると，各時期の名称はさまざまですが，大きく分けて三つの病期があることがわかります．むやみに動かして痛みを悪化させないように，また過度な安静により肩関節可動域に運動制限を残すことがないように，それぞれの病期に応じた治療の考え方を記しました．五十肩の治療は「痛みに耐えて肩を動かせばよい」というものではありません．それぞれの病期でその症状が異なるため，治療のしかたも変わります．できるだけ早く治し，肩に機能障害を残さないために適切な時期に適切なエクササイズを行うことが重要です．

　本書で扱った評価法や治療法もこれがすべてというわけではありません．ここ

に示した考え方に沿って，患者の肩の状態にあわせて応用していただければ有り難いと思っております．

　肩関節のケアに関わるセラピストと肩が痛くてお困りの方々におすすめしたい一冊です．

2015 年 4 月

長野保健医療大学保健科学部
リハビリテーション学科
山本良彦

執筆者一覧

◆編　集

山本　良彦　　1990 年　信州大学医療技術短期大学部理学療法学科卒業
　　　　　　　現　在　長野保健医療大学保健科学部リハビリテーション学科

◆執　筆（五十音順）

浅川　未来　　2011 年　長野医療技術専門学校理学療法学科卒業
　　　　　　　現　在　介護老人福祉施設愛ランドはるかぜ　非常勤

伊藤まどか　　1985 年　国立犀潟療養所附属リハビリテーション学院理学療法学科卒業
　　　　　　　現　在　高田整形外科オルソクリニック　非常勤

小島　隆史　　1990 年　北里大学医学部卒業
　　　　　　　現　在　高田整形外科オルソクリニック　院長

松井佐矢香　　2006 年　長野医療技術専門学校理学療法学科卒業
　　　　　　　現　在　高田整形外科オルソクリニック

松岡　綾　　　2003 年　秋田大学医療技術短期大学部理学療法学科卒業
　　　　　　　現　在　高田整形外科オルソクリニック

山本　良彦　　1990 年　信州大学医療技術短期大学部理学療法学科卒業
　　　　　　　現　在　長野保健医療大学保健科学部リハビリテーション学科

目次

序文 ･･･ ii
執筆者一覧 ･･･ iv
用語解説 ･･ viii

第1章 肩関節のしくみ ･･････････････････････････････････････ 1

A 肩関節の構造 ･･････････････････････････････････松井佐矢香 2
1. 肩甲帯の骨格 ･･ 2
2. 肩甲帯の各関節 ･･･････････････････････････････････････ 3
3. 肩甲帯の筋 ･･ 4
4. 肩甲帯の靱帯 ･･･ 9

B 肩関節の運動 ･･････････････････････････････････松井佐矢香 11
1. 肩のランドマーク ･･････････････････････････････････････ 11
2. 肩関節の動きの方向 ･･････････････････････････････････ 12
3. 肩甲上腕リズム ･･･････････････････････････････････････ 16

Column 1 肩関節の運動感覚 ･･･････････浅川 未来・山本 良彦 17

第2章 五十肩とは ･･･ 19

A 概念と診断 ･････････････････････････････････････小島 隆史 20
1. 定義 ･･･ 20
2. 原因と各種検査所見 ･･････････････････････････････････ 20

Column 2 諸外国における五十肩 ･･････浅川 未来・山本 良彦 24

B 臨床経過と所見 ･････････････････････････････････小島 隆史 25
1. 臨床症状 ･･ 25
2. 疼痛部位 ･･ 27
3. 運動制限 ･･ 29

C 治療と予後 ･････････････････････････････････････小島 隆史 31
1. 治療 ･･･ 31
2. 予後 ･･･ 33

D 鑑別診断 ･･･････････････････････････････････････小島 隆史 34
1. 肩関節の痛みと拘縮を生じる肩疾患 ･･････････････････ 34
2. その他の鑑別すべき疾患 ････････････････････････････ 38

Column 3 画像診断 ････････････････････浅川 未来・山本 良彦 40

第3章 評価 ... 41

A 痛みの評価 ... 伊藤まどか 42
1. 痛みに対する評価項目 ... 42
2. ペインスケール ... 42
3. 痛み日誌 ... 43
4. 患者立脚肩関節評価法：Shoulder 36 ... 45

B 肩関節の可動域の評価 ... 伊藤まどか 46
1. 肩関節の運動方向および参考可動域 ... 46
2. 肩関節回旋 ... 46
3. 他動運動の抵抗感（end feel） ... 46

C 筋の評価 ... 伊藤まどか 50
1. 筋の硬さ：筋が原因となる可動域制限 ... 50
2. 筋力 ... 50
3. 圧痛 ... 52

D 姿勢の評価 ... 伊藤まどか 53
1. 全体像 ... 53
2. 肩関節障害の姿勢 ... 55

E 代表的な肩関節の徒手検査法 ... 山本良彦 58
1. 棘上筋テスト（SSP テスト） ... 58
2. 棘下筋テスト（ISP テスト） ... 58
3. 肩甲下筋テスト（lift off テスト） ... 59
4. drop arm sign ... 59
5. Yergason テスト ... 59
6. スピードテスト ... 59
7. インピンジメントテスト（Neer テスト） ... 60
8. インピンジメントテスト（Hawkins-Kennedy テスト） ... 60

第4章 リハビリテーションとホームエクササイズ ... 63

A 急性期（疼痛期）：freezing phase の取り組み ... 山本良彦 64
1. リハビリテーション ... 64
2. ホームエクササイズ ... 66

B 慢性期（拘縮期）：frozen phase の取り組み ... 山本良彦 72
1. リハビリテーション ... 72
2. ホームエクササイズ ... 77

C 緩解期：thawing phase の取り組み ... 山本良彦 83
1. リハビリテーション ... 83

2. ホームエクササイズ ··· 86
　　Column 4 注射療法 ······················· 浅川　未来・山本　良彦 89
　　Column 5 物理療法 ······················· 浅川　未来・山本　良彦 90
　　Column 6 手術療法 ······················· 浅川　未来・山本　良彦 92

第5章 生活指導 ·· 93

A　生活指導の実際 ······································· 松岡　綾 94
　1. 日常生活における肩の役割 ····································· 94
　2. 生活指導のポイント ··· 94
　3. 更衣動作 ·· 95
　4. 整容動作 ·· 98
　5. 入浴動作 ·· 99
　6. 睡眠時の姿勢 ·· 101
　7. その他の注意すべき日常生活の動作 ···························· 104

B　予　防 ··· 松岡　綾 106
　1. 五十肩の前兆？：肩こりの要因と対策 ·························· 106
　2. 生活に運動とリラックスを取り入れましょう ···················· 106
　3. 姿勢の悪さ ··· 107
　4. ストレス ··· 108

参考文献 ·· 109
あとがき ·· 112
索　　引 ·· 113

用語解説

用　語	初出頁	解　説
アライメント	17	人体構造上の本来ある骨の位置，並び，骨と骨の位置関係が崩れたまま関節を動かしてしまうことによって，骨や筋に必要以上の力が加わり痛みの原因となる．
体性感覚	17	触圧覚，温冷覚，痛覚などの皮膚感覚と，手足の運動や位置を伝える深部感覚のことをいう．視覚や聴覚などの特殊感覚は感覚器がはっきりしているが，体性感覚は見かけ上の感覚器がわからない．
シスト形成	21	漿液を含んだ嚢胞が大結節部などに形成されること．
骨萎縮	22	骨梁が減少した状態であり，骨吸収が骨形成を相対的に上回ることによって生じる．X線所見では骨皮質が薄くなる，骨量が減少する，骨髄腔が拡大するなどがみられる．
廃用性	22	安静状態が長期間続いたために器官の機能が低下したり失われたりすること．肩関節を過度の安静状態におくと，筋や関節周囲の組織が萎縮し，関節の動きが制限されてしまう．
退行変性（変性）	22	加齢により組織や細胞の機能が低下したことによる身体機能や構造の変化．
石灰沈着	22	カルシウム成分が石灰化して，筋や腱に沈着すること．石灰沈着性腱板炎では沈着部位に激痛を訴え，容易に圧痛点を触知することができることが多い．
インピンジメント	22	肩関節を外転していくと上腕骨の大結節と肩甲骨の肩峰が衝突し，そのときに腱板の一部や肩峰下滑液包が挟み込まれる．その衝突と摩擦により炎症や痛みが生じ，機能障害を起こしたものを肩関節におけるインピンジメント症候群という．

用　語	初出頁	解　説
パンピング効果	32	痛みの軽減と関節可動域の改善を目的とし，生理食塩水やステロイド薬を関節包内に出し入れする方法によって，関節内の癒着を剥離し関節腔の拡大をはかる．また，これにより関節内圧が変化するため，循環動態を改善する効果があるともいわれる．
Raynaud現象（レイノー）	38	四肢末梢の血管が収縮することにより血流障害が起こり，蒼白，チアノーゼ，発赤というように皮膚の色が変化すること．
評価	41	患者の症状や障害を把握して，それらの情報を分析し，治療方針を立て，その治療結果を確認し，患者の将来を予測する過程．五十肩の急性期では肩の痛みが最も大きな問題になるが，痛みだけを問題としてとらえるのではなく，日常生活や社会的側面など患者の背景に目を向けることが重要である．
代償運動	68	通常の方法では目的とする運動や動作が困難なときに，別の身体運動によって目的の運動や動作を行うこと．
等尺性収縮	72	筋収縮が生じながら，筋の起始部と停止部の距離が変わらない収縮様式．たとえば，懸垂運動で身体をもちあげたところで止めているときの上腕二頭筋の収縮．
求心性収縮	81	筋収縮が生じながら，筋の起始部と停止部が近づいていく収縮様式．たとえば，懸垂運動で身体をもちあげているときの上腕二頭筋の収縮である．
遠心性収縮	81	筋収縮が生じながら，筋の起始部と停止部が離れていく収縮様式．たとえば，懸垂運動で身体をもちあげたところから，身体をおろしているときの上腕二頭筋の収縮である．
PNF（固有受容性神経筋促通）運動	83	主に固有受容器（関節包の受容器，靭帯の受容器，筋紡錘，腱器官，皮膚の受容器）を刺激することによって，神経筋機構の反応を促す運動．筋力強化，運動協調性の改善などを目的とする．

第1章
肩関節のしくみ

第1章　肩関節のしくみ

A 肩関節の構造

1. 肩甲帯の骨格

　肩甲帯とは，上腕骨，鎖骨，肩甲骨，肋骨から構成され，体幹と上肢（腕）をつなげる役割をしています．肩や上肢は多数ある関節が連動して動くことで，ダイナミックかつ複雑な動きが可能となっています（図1）．

　肩関節はⓐ肩甲上腕関節（図1①），ⓑ肩甲胸郭関節（図1②），ⓒ肩峰下関節（図1③），ⓓ肩鎖関節（図1④），ⓔ胸鎖関節（図1⑤）という5つの関節で構成されています．それに加え，肋椎関節，胸肋関節，椎間関節，肋横突関節といった関節も関与しています．なかでも肩関節の中心となるのが，肩甲骨と上腕骨からなる肩甲上腕関節，胸骨と鎖骨からなる胸鎖関節，肩甲骨と肋骨からなる肩甲胸郭関節です．

　ここで重要となるのが，肩甲帯は他の骨格構造と唯一胸鎖関節でのみ結合している点です．この結合以外には上肢を含め，肩甲帯全体は軟部組織で支えられているということになります．軟部組織というのは，筋肉，腱，筋膜のことをいい，やわらかく引き伸ばしができる構造です．これにより肩甲帯は非常に大きな自由度が与えられ，あらゆる方向に動かすことができるというメリットと同時に，軟部組織を傷つけやすいというデメリットをあわせもつことになります．

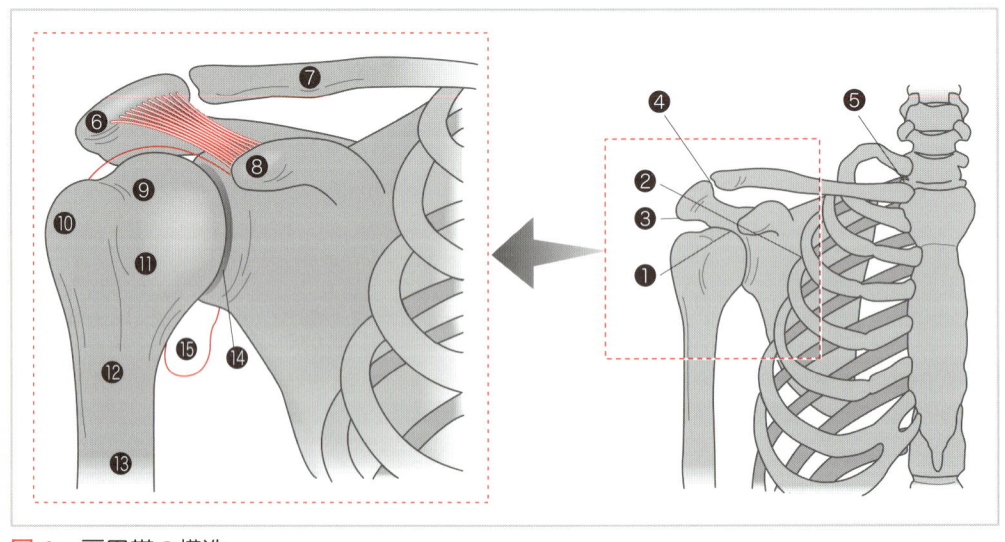

図1　肩甲帯の構造
❶肩甲上腕関節，❷肩甲胸郭関節，❸肩峰下関節，❹肩鎖関節，❺胸鎖関節，❻肩峰，❼鎖骨，❽烏口突起，❾解剖頚，❿大結節，⓫小結節，⓬外科頚，⓭上腕骨，⓮肩甲骨関節窩，⓯関節包

A 肩関節の構造

2. 肩甲帯の各関節

ⓐ 肩甲上腕関節（肩関節）

狭義の肩関節でもある肩甲上腕関節は，肩甲骨の関節窩と上腕骨の骨頭と関節を形成しています．上腕骨の上端にある丸い骨頭を受け入れるために，軟骨や関節唇とよばれる組織が少しでも関節を安定できるように，広い受け皿の形になっています．これらの形状により非常に可動性が高いというメリットがありますが，同時に非常に不安定であるという特徴もあります．可動性が大きいですが，靭帯による強固な結合はあまりないため，脱臼しやすい面もあわせもっています．

肩甲上腕関節の動きについてはp.12 **B2** ⓑを参照．

ⓑ 肩甲胸郭関節

真の関節（解剖学的関節）ではなく，肩甲骨の前面と胸郭の背面の間のことをいいます．肩甲骨は胸郭と靭帯や関節包で連結しておらず，筋肉（肩甲下筋，前鋸筋，脊柱起立筋）や鎖骨を介して連結しているため，肩甲骨と胸鎖関節および肩鎖関節は常に連動します．多くの筋の付着部であり，遊走性が高い（移動しやすい）ため筋力によって位置が左右されやすいのも特徴です．

肩甲胸郭関節の動き（肩甲骨の動き）を以下にまとめました（図2 ❶〜❻）．
❶挙上：肩甲骨を上方にあげる．
❷下制：肩甲骨を下方にさげる．
❸外転：肩甲骨を外側に開く．
❹内転：肩甲骨を内側に寄せる．
❺上方回旋：肩甲骨関節窩を上方（頭方）に回旋させる．
❻下方回旋：肩甲骨関節窩を下方（足方）に回旋させる．

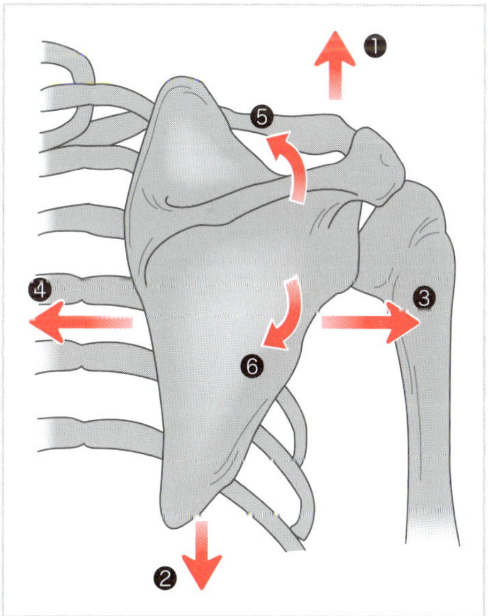

図2　肩甲骨の動き
❶挙上，❷下制，❸外転，❹内転，❺上方回旋，❻下方回旋

ⓒ 肩峰下関節（第2肩関節）

肩甲骨の肩峰と上腕骨の間でクッションの役割を果たす肩峰下滑液包を肩峰下関節（または第2肩関節）といいます．腕をあげるとき，肩峰下滑液包が上腕骨頭と肩峰の間に滑り込むことで，肩甲上腕関節をスムーズに動かすことができます．

3

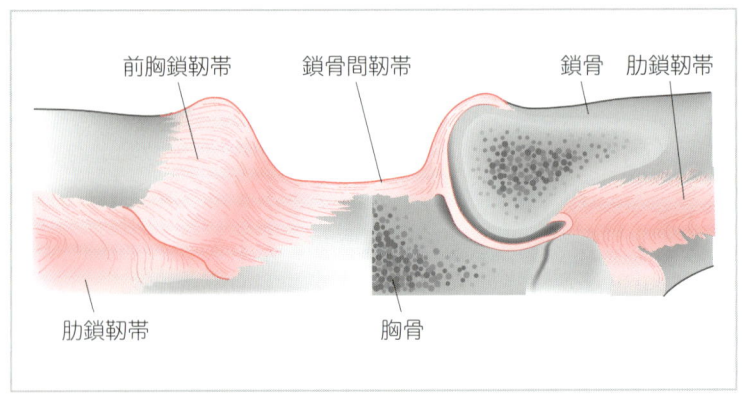

図3　胸鎖関節の靱帯

ⓓ 肩鎖関節

鎖骨の肩峰端と肩甲骨の肩峰が連結する平らな関節です．肩鎖関節が機能することにより，胸鎖関節・肩甲胸郭関節・肩甲上腕関節の協調性を高め，肩の運動を円滑にしています．

ⓔ 胸鎖関節

体幹と上肢をつなぐ唯一の関節であり，体幹と肩および上肢を連動させています．肩を上下や前後に移動させる重要な役割があります．

胸鎖関節の動きに伴って緊張する靱帯を以下にまとめました（図3）．
①上方にあげるときに緊張する：肋鎖靱帯
②下方にさげるときに緊張する：鎖骨間靱帯・関節包上部
③前方に動かしたときに緊張する：肋鎖靱帯・後胸鎖靱帯
④後方に動かしたときに緊張する：肋鎖靱帯・前胸鎖靱帯

3. 肩甲帯の筋

肩と首周辺の骨には常に頭や腕の重みを支え，大きな負担がかかっていますが，その骨を支えているのが筋肉です．

身体の表面を左右対称に覆っている筋は表層筋（outer muscle）とよばれ，肩関節運動の原動力となります．表層筋の下には深層筋（inner muscle）とよばれる身体の深部にある筋が存在し，上肢をスムーズに動かすためには，これらの筋の収縮と弛緩が交互にリズミカルに行われることが重要となります．

ⓐ 表層筋（outer muscle）（図4～6）

肩関節運動の動力源となるのが表層筋です．

A　肩関節の構造

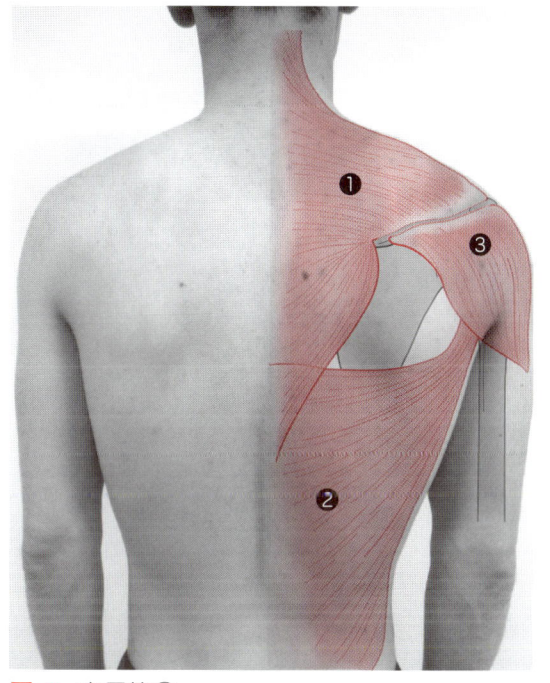

図4　表層筋①
❶僧帽筋，❷広背筋，❸三角筋

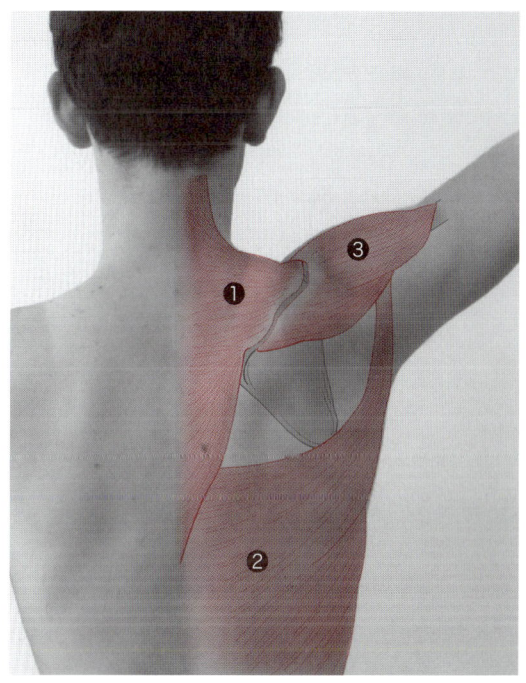

図5　表層筋②
❶僧帽筋，❷広背筋，❸三角筋

1）僧帽筋（図4❶，図5❶）
　首の後ろから肩甲骨全体を覆う非常に大きな筋です．上部・中部・下部と3つの筋線維に分けられ，それぞれ作用は以下のとおりです．
・上部線維：肩甲骨の挙上，肩甲骨の上方回旋
・中部線維：肩甲骨の内転
・下部線維：肩甲骨の下制，上方回旋

2）広背筋（図4❷，図5❷）
　僧帽筋が体幹の後上方を覆うように，広背筋は後下部を覆い，脊椎と上腕をつないでいます．肩関節の内転および内旋，伸展に作用します．

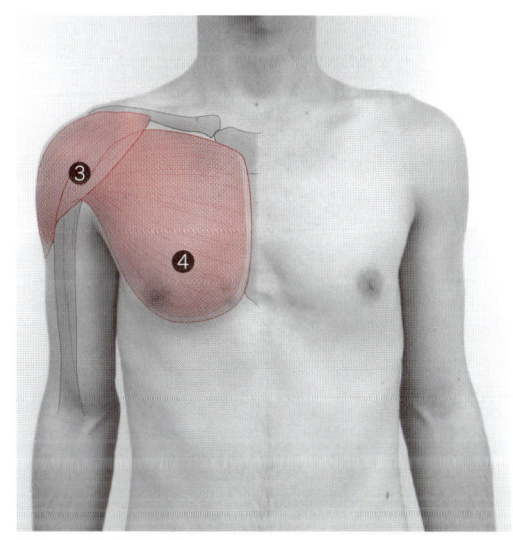

図6　表層筋③
❸三角筋，❹大胸筋

3）三角筋（図4❸，図5❸，図6❸）
　肩関節の一番外側にあり，肩を触ったときに触れることのできる大きな筋です．前部・中部・後部の3つの筋線維に分けられ，構造と作用の異なる別個の筋として扱います．作用は以下のとおりです．

- 前部線維：肩関節屈曲
- 中部線維：肩関節外転
- 後部線維：肩関節伸展，水平外転

4) 大胸筋（図6❹）

胸から肩関節にかけてついており，胸全体を覆っています．鎖骨線維，胸肋線維，腹部線維と3つの線維に分けられます．作用は肩関節の内転，屈曲および内旋です．

❺ 深層筋（inner muscle）（図7〜9）

1) 棘上筋（図7❶，図8❶）

肩甲骨の上部に位置しており，肩甲骨と上腕骨を固定し，動的安定性を保つ作用をしています．肩の使いすぎにより頻繁に障害される筋です．作用は肩関節の外転です．

2) 棘下筋（図7❷，図8❷）

肩甲骨の後方に位置し，肩関節を後方に保つために重要な作用があり，棘上筋の次に障害を受けやすい筋です．作用は肩関節の外旋です．

3) 大円筋（図7❸，図8❸，図9❸）

広背筋とともに働く筋です．2つの筋は腋の後縁の境界となります．作用は上肢を内転および伸展させ，内旋させることです．

4) 小円筋（図7❹，図8❹）

本質的には棘下筋の補助筋の働きをしています．作用は肩関節の内転および外旋です．

5) 大・小菱形筋（大菱形筋：図7❺，図8❺，小菱形筋：図7❻，図8❻）

僧帽筋の下に存在し，首と肩甲骨の内側についている筋です．作用は肩甲骨の内転であり，小菱形筋はわずかに上方にも作用します．

6) 肩甲挙筋（図7❼，図8❼）

首の横から肩甲骨についている筋で，頭の重みを支えています．作用は肩甲骨の挙上です．

7) 肩甲下筋（図9❽，図13）

肩甲骨と肋骨の間に存在し，肩関節の固定筋として働いています．作用は肩関節の内旋です．

A 肩関節の構造

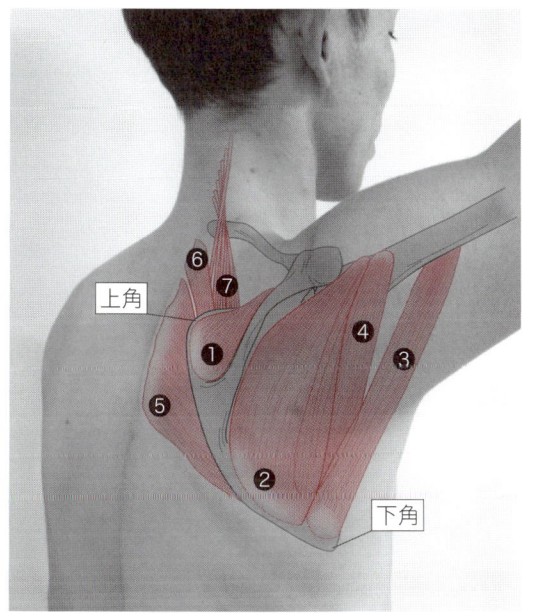

図7 深層筋①
❶棘上筋，❷棘下筋，❸大円筋，❹小円筋，❺大菱形筋，❻小菱形筋，❼肩甲挙筋

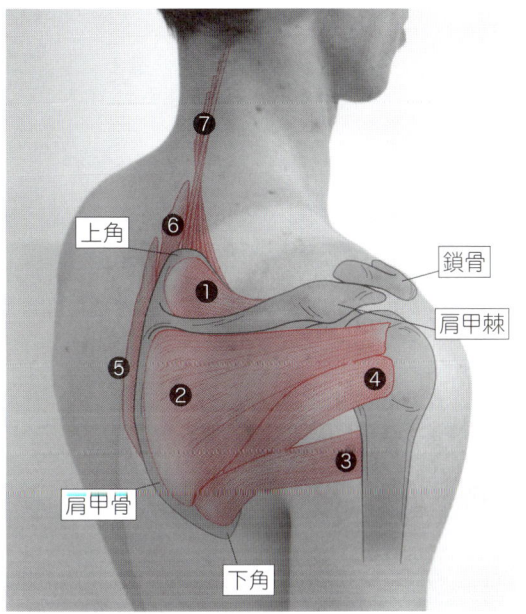

図8 深層筋②
❶棘上筋，❷棘下筋，❸大円筋，❹小円筋，❺大菱形筋，❻小菱形筋，❼肩甲挙筋

C 上腕の筋

主動作としては上肢の運動になりますが，肩甲帯の運動の補助筋として働きます．

1) 上腕二頭筋（図10）

肩甲骨から上腕の前面にかかる筋で，長頭と短頭に分かれています．

2) 上腕三頭筋（図11）

肩甲骨から上腕の後面にかかる筋です．長頭，外側頭，内側頭に分かれています．

3) 烏口腕筋（図12）

烏口突起から上腕骨の内側についています．

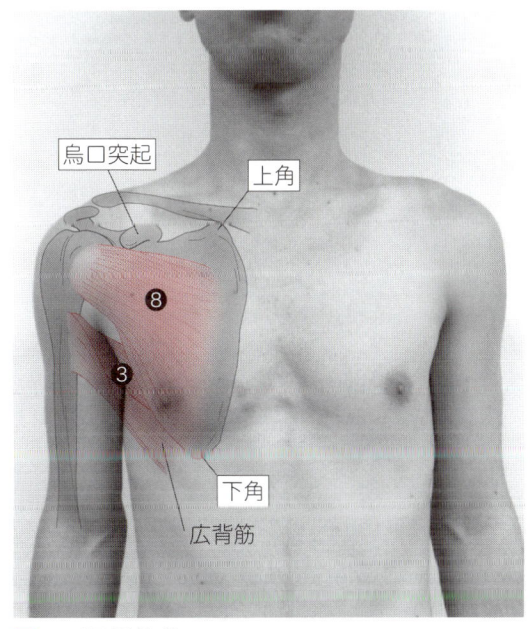

図9 深層筋③
肩甲骨の前面を体の前方から透かして見た図．
❸大円筋，❽肩甲下筋

第Ⅰ章　肩関節のしくみ

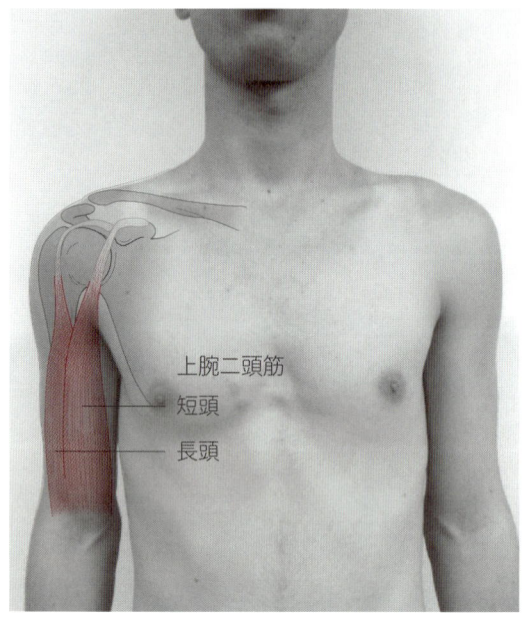

図10　上腕二頭筋

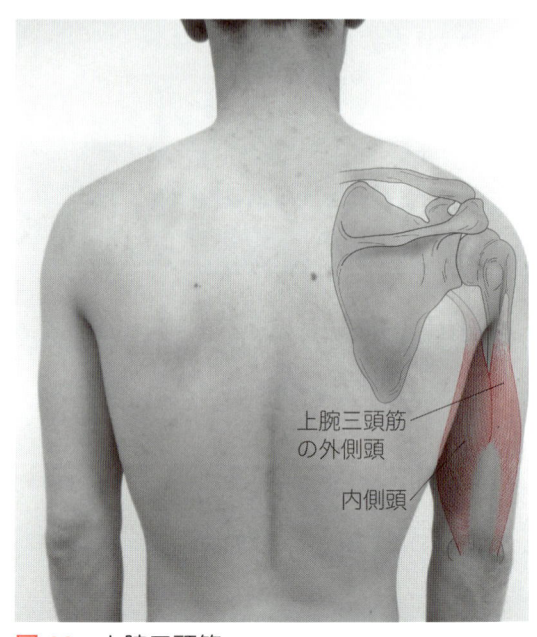

図11　上腕三頭筋

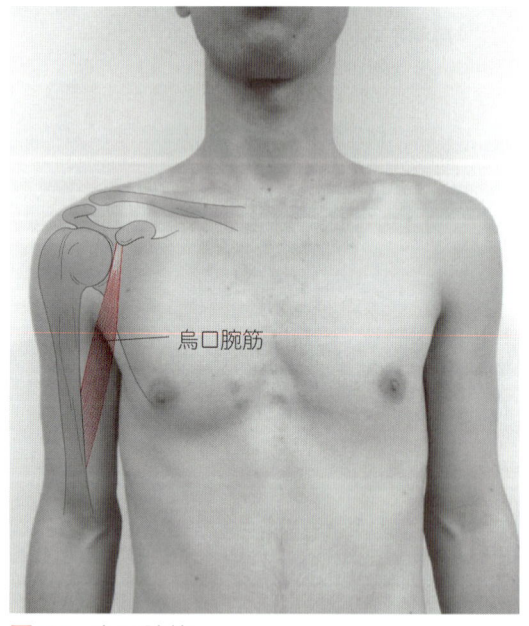

図12　烏口腕筋

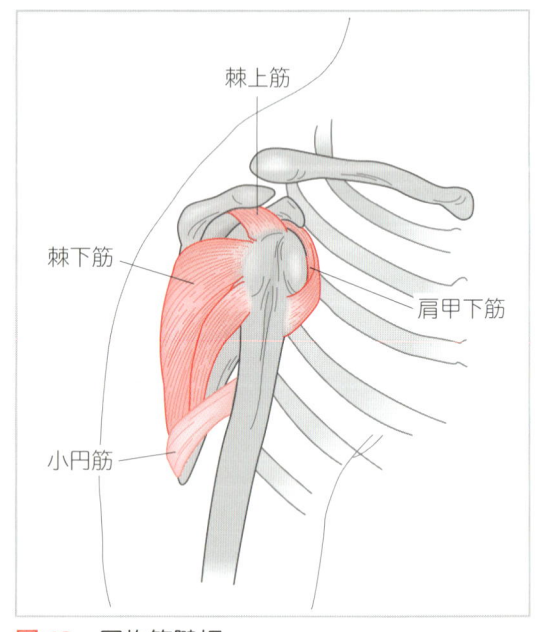

図13　回旋筋腱板

ⓓ 肢位による筋の作用

　肩関節の回旋（外旋・内旋）運動に関しては，上肢の肢位によって筋の作用が異なります．**表1**に概要をまとめました．

ⓔ 回旋筋腱板（rotator cuff）
　　　　　　　　　　ローテーター　カフ

　深層筋のなかでも肩甲骨から上腕骨頸部にかけて走行する筋の集まりで，棘上筋，棘下筋，肩甲下筋，小円筋の4つの筋を合わせてよぶ総称のことです（**図13**）．

表1　上肢の肢位による筋の作用

		第1肢位	第2肢位	第3肢位
棘下筋		外転・外旋（支点形成）	外転（支点形成）・外旋	水平伸展
小円筋		弱い外旋	強い外旋	さらに強い外旋
肩甲下筋	上部線維	内旋（上部線維＞下部線維）	内旋（上部線維＞下部線維）	内旋効率は低い
	下部線維			
大円筋		弱い内旋	内転・内旋	内旋・伸展
大胸筋	鎖骨線維	上腕骨上方偏位，屈曲・内転・内旋	水平屈曲	水平屈曲
	胸肋線維	内転・内旋	水平屈曲・内転・内旋	水平屈曲・伸展・内旋
	腹部線維	―	水平屈曲・内転・内旋	水平屈曲・伸展・内旋
上腕二頭筋		屈曲	水平屈曲	―
上腕三頭筋		伸展	弱い内転	伸展
烏口腕筋		屈曲	水平屈曲	わずかな水平屈曲

　肩甲上腕関節の前方を肩甲下筋，上方を棘上筋，下方を棘下筋と小円筋が囲んでいます．上腕骨頭の表面ではこれらの筋が一体となって腱様となっているため，腱板という名前がつけられています．

　この腱板の各筋がバランスよく作用しあうことで肩関節を構成する個々の骨を正しい位置に整え，スムーズな肩関節の動きを可能にしています．この4つの筋は，肩甲骨に対し上腕骨の位置をコントロールしているので，これらが正常に働かないと肩関節の障害が起きやすくなってしまいます．

4．肩甲帯の靱帯

　肩関節の安定性を高めるためには靱帯が必要です．

a 関節上腕靱帯（図14）

　関節包の一部が厚くなったもので，関節包の上部を補強する強い靱帯です．
❶上関節上腕靱帯：下方の安定性に働いています．
❷中関節上腕靱帯：軽度外転位で前方・下方の安定性に働いています．
❸前下関節上腕靱帯：外転，外旋位で前方の安定性に働いています．

b 烏口肩峰靱帯（図15 ❶）

　肩甲骨の烏口突起と肩峰の間に張る比較的強い靱帯です．烏口突起および，肩峰とともに烏口肩峰アーチ（coracoacromial arch）を形成しています．肩関節を上から覆う構造をしていて，その下を腱板が通り抜けています．肩関節が水平より上方にあがるのを抑制しています．

第1章　肩関節のしくみ

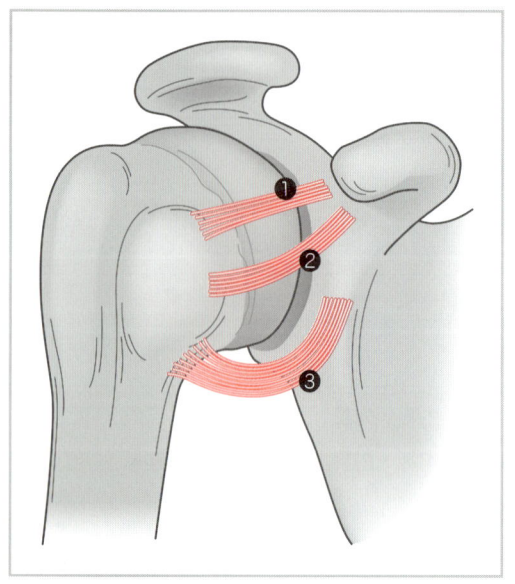

図14　関節上腕靱帯
❶上関節上腕靱帯，❷中関節上腕靱帯，❸前下関節上腕靱帯

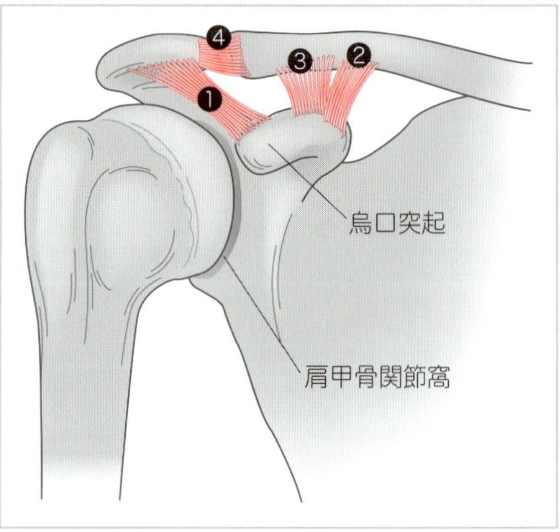

図15　肩関節の靱帯
❶烏口肩峰靱帯，❷円錐靱帯，❸菱形靱帯，❹肩鎖靱帯

c 烏口鎖骨靱帯（図15❷，図15❸）

　円錐靱帯と菱形靱帯をあわせて烏口鎖骨靱帯とよびます．肩関節のなかでもかなり強靱で，肩甲骨を鎖骨のほうへ吊り上げている形になり，外転・屈曲などの動きや前方・後方などの動きの制限や，外転の際には強靱な靱帯が緊張し鎖骨を後方回旋へ導いているともいわれています．

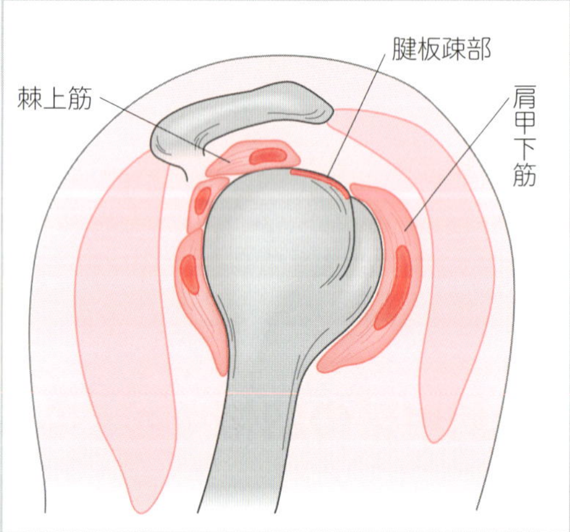

d 肩鎖靱帯（図15❹）

　結合はそれほど強くない靱帯で，運動制限はあまりなく，機能としては関節の安定性に働いています．しかし，三角筋や僧帽筋の付着により結合線維が強化されています．

図16　肩関節周囲の筋＋腱と腱板疎部

e 腱板疎部（図16）

　烏口突起の外側における肩甲下筋と棘上筋との間隙のことで，腱板の抵抗減圧部位として存在しています．また，肩甲下筋と棘上筋の走行の違いを緩衝する調節機構の役割も果たしています．

　上方は烏口上腕靱帯によって補強され，下方は上腕二頭筋長頭腱が走行します．肩関節外旋位では腱板疎部は緊張して関節内圧が上昇し，内旋位では腱板疎部は緩み，関節内圧も低下するしくみになっています．

（松井佐矢香）

B 肩関節の運動

1. 肩のランドマーク

運動を観察するときに体表からみて目印となる部位をランドマークといいます．肩甲帯には以下のようなランドマークがあります（図 17）．

❶肩甲棘：肩甲骨後面上部にある上外側に伸びる扁平の隆線．
❷肩峰：肩甲棘の末端の隆起．
❸肩甲骨上角：肩甲骨の三角形の頂角のうち内側上方にある角．
❹肩甲骨下角：肩甲骨の三角形の頂角のうち下方にある角．
❺肩甲骨内側縁：肩甲骨の内側にある縁で脊柱とほぼ平行するが，少し内方に凸の曲線を描く．
❻肩甲骨外側縁：肩甲骨の外側縁は腋窩に向かい，外上方から内下方へ斜めに走る．
❼小結節：上腕骨外側にある 2 つの隆起のうち前面に突出する小さい結節．
❽大結節：上腕骨外側にある 2 つの隆起のうち外側を向く大きい結節．
❾結節間溝：大結節と小結節の間の溝．上腕二頭筋長頭腱が通る．
❿烏口突起：鎖骨外側のすぐ下のくぼみに存在する肩甲骨上縁の外側部にある曲がった突起．
⓫鎖骨

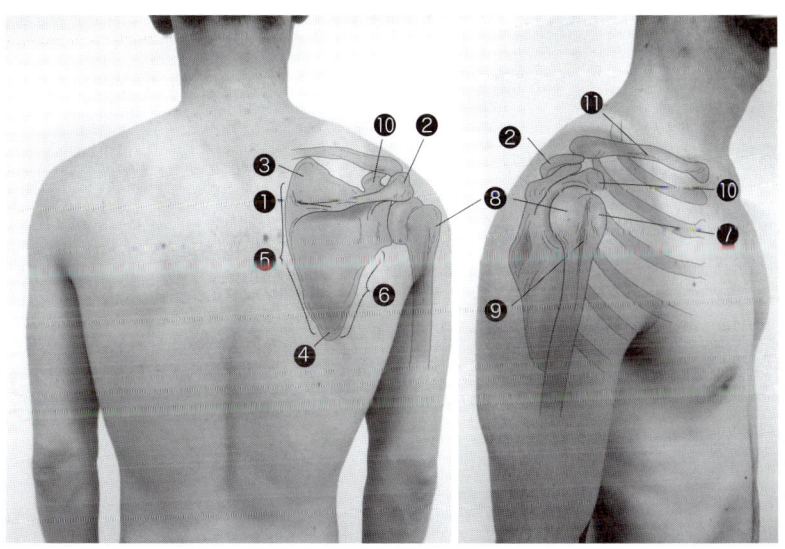

図 17　肩のランドマーク
❶肩甲棘，❷肩峰，❸肩甲骨上角，❹肩甲骨下角，❺肩甲骨内側縁，❻肩甲骨外側縁，❼小結節，❽大結節，❾結節間溝，❿烏口突起，⓫鎖骨

2. 肩関節の動きの方向

ⓐ 肩甲上腕関節の動きについて

狭義の肩関節である肩甲上腕関節の動きは，以下のような要素から構成されています．

1) 滑りと回転（図 18-a）

肩関節屈曲や外転の際には，上腕骨頭は滑りつつ回転するような動きをします．

2) 回旋（図 18-b）

上肢をねじる「回旋」という動作です．この動きによって，手を頭の後ろで組んだり，ボールを投げる動作が可能となります．

3) 関節牽引（図 18-c）

荷物をさげたりしたときには，上腕骨頭は上下に動くこともあります．

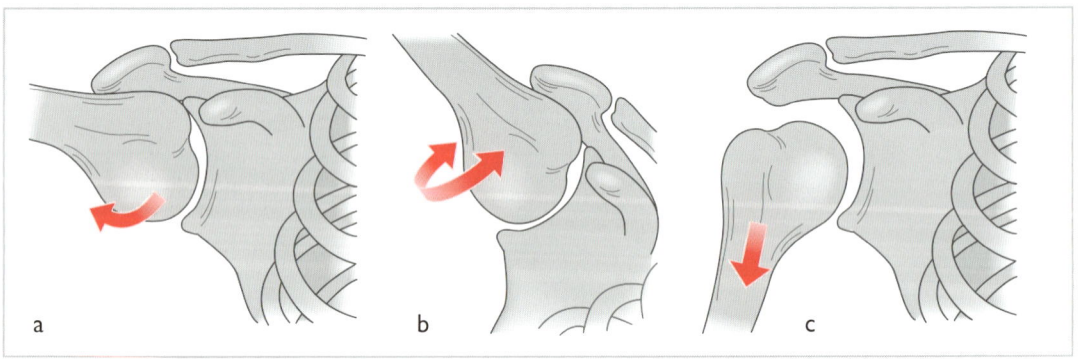

図 18　肩甲上腕関節の動き
a：滑りと回転，b：回旋，c：関節牽引

ⓑ 肩甲上腕関節の動きの方向

肩甲上腕関節は3次元の多方向に動かすことができます．その反面，結合が緩く，脱臼しやすいという面をあわせもっています．その動きの方向は，次の要素から構成されています．

❶屈曲（前方挙上）：おろしている腕をまっすぐ前方にあげる（図 19）．
❷伸展（後方挙上）：おろしている腕をまっすぐ後方へあげる（図 20）．
❸外転（側方挙上）：腕を横に開く（図 21）．
❹内転：横にあげた腕を下方にさげる．おろしている腕を身体の前面に振る（図 22）．
❺外旋：上腕を回転軸にして肩を外向きに回す（ねじる）（図 23）．
❻内旋：上腕を回転軸にして肩を内向きに回す（ねじる）（図 24）．
❼水平伸展（水平外転）：水平面で腕を前方から後方へ動かす（図 25）．
❽水平屈曲（水平内転）：水平面で腕を後方から前方へ動かす（図 26）．

B　肩関節の運動

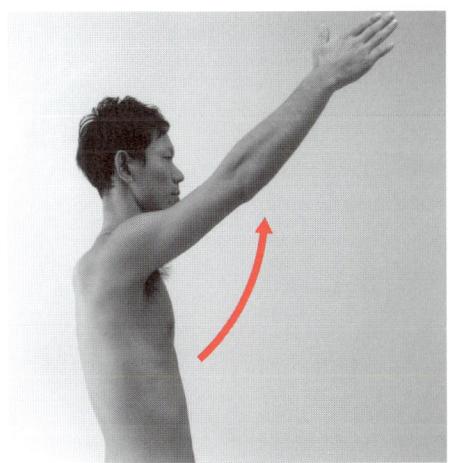

図19　肩関節の動きの方向（❶屈曲）

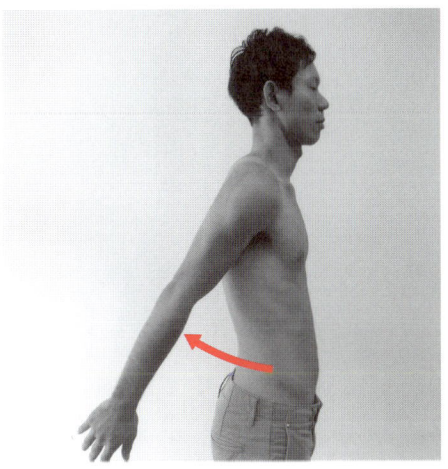

図20　肩関節の動きの方向（❷伸展）

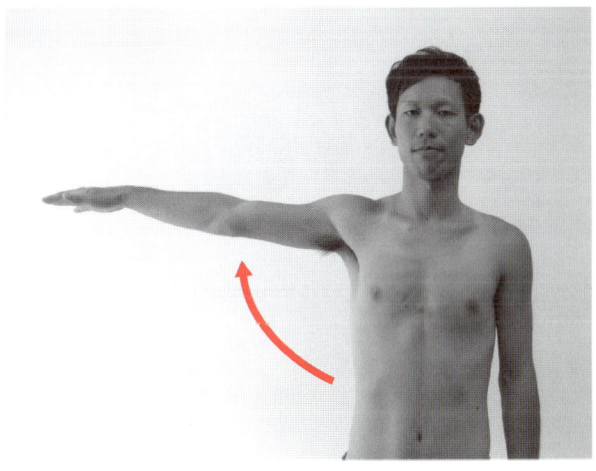

図21　肩関節の動きの方向（❸外転）

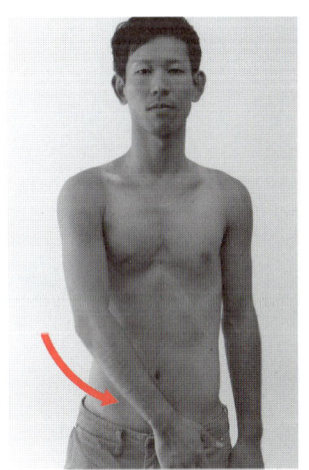

図22　肩関節の動きの方向（❹内転）

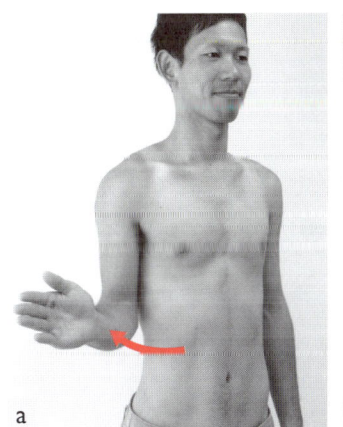
a

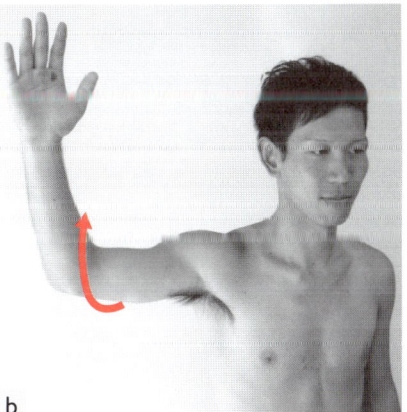
b

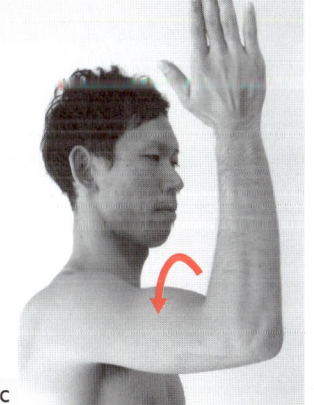
c

図23　肩関節の動きの方向（❺外旋）
a：外旋第1肢位，b：外旋第2肢位，c：外旋第3肢位

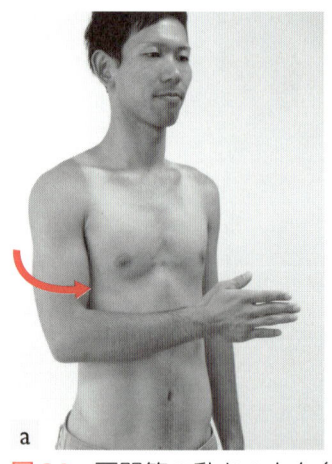
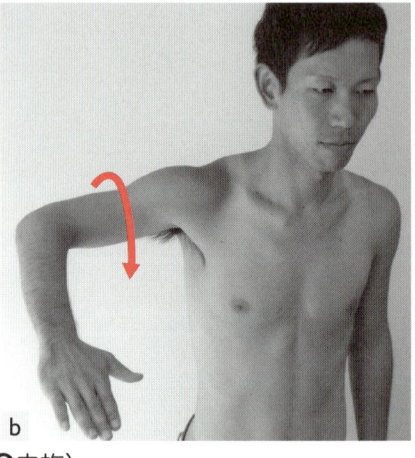
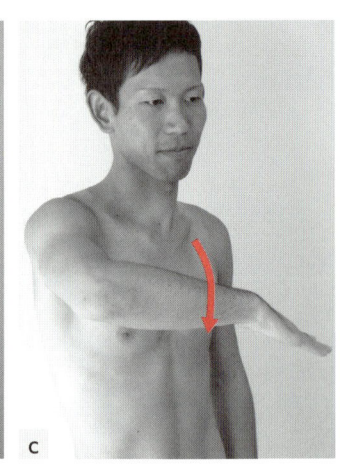

図 24　肩関節の動きの方向（❻内旋）
a：内旋第 1 肢位，b：内旋第 2 肢位，c：内旋第 3 肢位

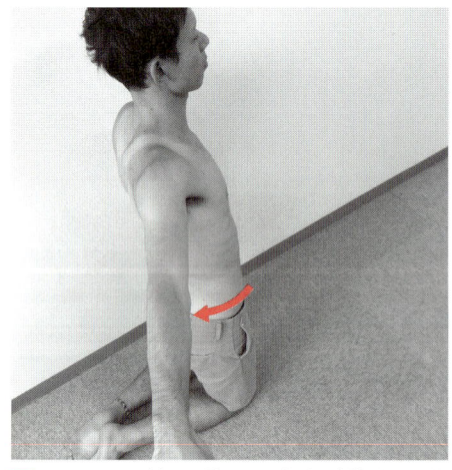
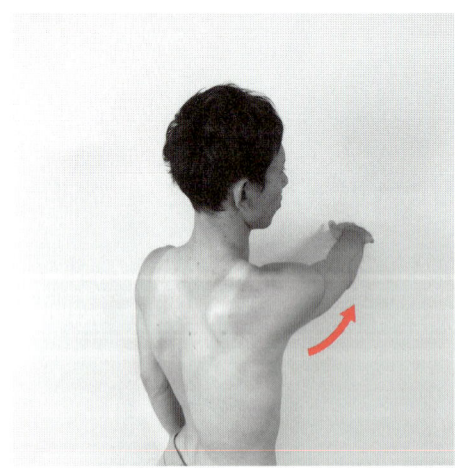

図 25　肩関節の動きの方向（❼水平伸展）　　図 26　肩関節の動きの方向（❽水平屈曲）

ⓒ 肩甲胸郭関節の動きについて

　肩甲胸郭関節とは，文字どおり肩甲骨と胸郭の間の関節を意味しますが，解剖学的な関節とは異なり，靱帯や関節包で連結しているわけではありません．肩甲骨は筋や鎖骨を介して胸郭と連結しているため，胸鎖関節や肩鎖関節と連動して動きます．その動きの方向は，次の要素から構成されています（図 27〜32 の❶〜❻）．
❶挙上：肩甲骨を上方にあげる（図 27）．
❷下制：肩甲骨を下方にさげる（図 28）．
❸外転：肩甲骨を外側に開く（図 29）．
❹内転：肩甲骨を内側に寄せる（図 30）．
❺上方回旋：肩甲骨関節窩を上方（頭方）に回旋させる（図 31）．
❻下方回旋：肩甲骨関節窩を下方（足方）に回旋させる（図 32）．

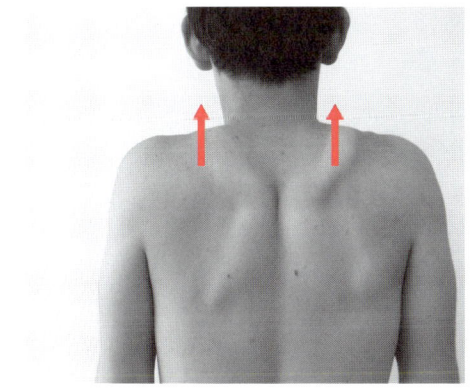

図27　肩甲胸郭関節の動き（❶挙上）

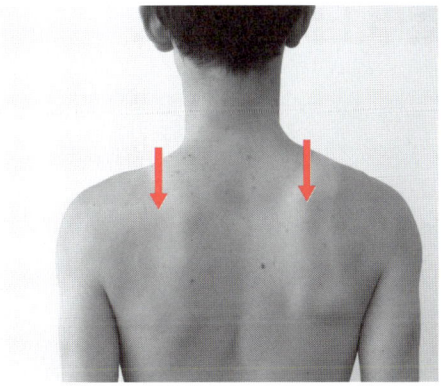

図28　肩甲胸郭関節の動き（❷下制）

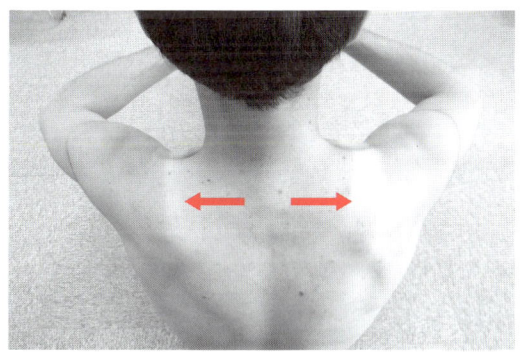

図29　肩甲胸郭関節の動き（❸外転）

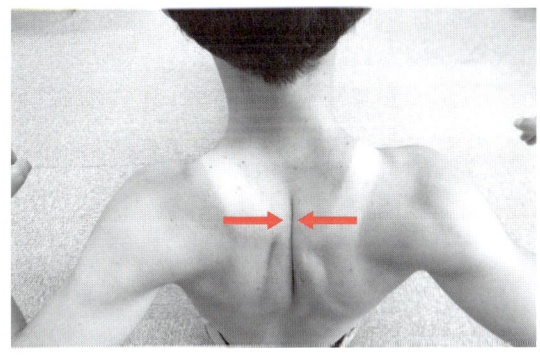

図30　肩甲胸郭関節の動き（❹内転）

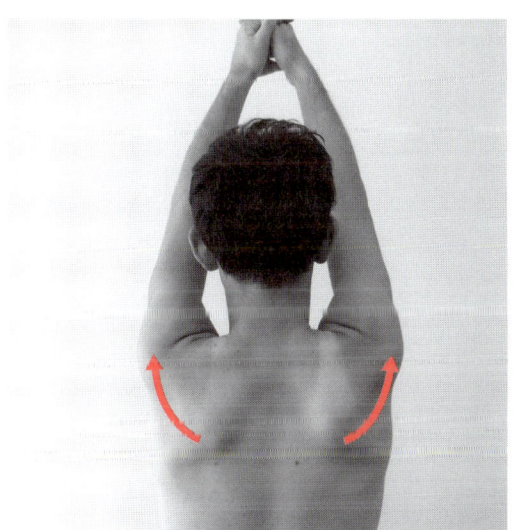

図31　肩甲胸郭関節の動き（❺上方回旋）

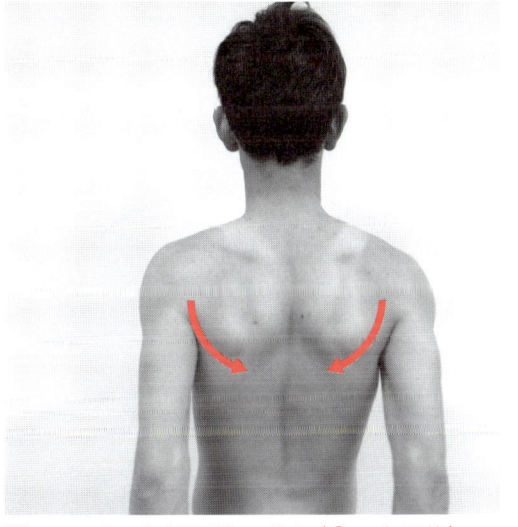

図32　肩甲胸郭関節の動き（❻下方回旋）

3. 肩甲上腕リズム

　肩甲上腕リズムとは，一定の角度配分で連動する肩甲骨と肩甲上腕関節のことです．腕をあげる動作において，肩甲上腕関節と肩甲胸郭関節は2：1の割合で連動し動いています．基本姿勢（気をつけの姿勢）からバンザイをして肩が180°外転しているとき，肩甲上腕関節は120°しか動いていません．肩甲骨が60°上方回旋することで180°の外転が成り立っています（図33）．この2：1の割合はほぼ一定であり，この割合を「肩甲上腕リズム」といいます．

　肩甲骨の動きが小さいとそれに伴って腕の動きも小さくなります．ただし，肩甲上腕リズムが反映されるのは，肩の外転なら30°以上，屈曲では60°以上が条件となります．外転30°，屈曲60°までは肩甲骨が胸郭に固定されるため，肩甲上腕関節だけを単独で動かすことができるしくみになっています．

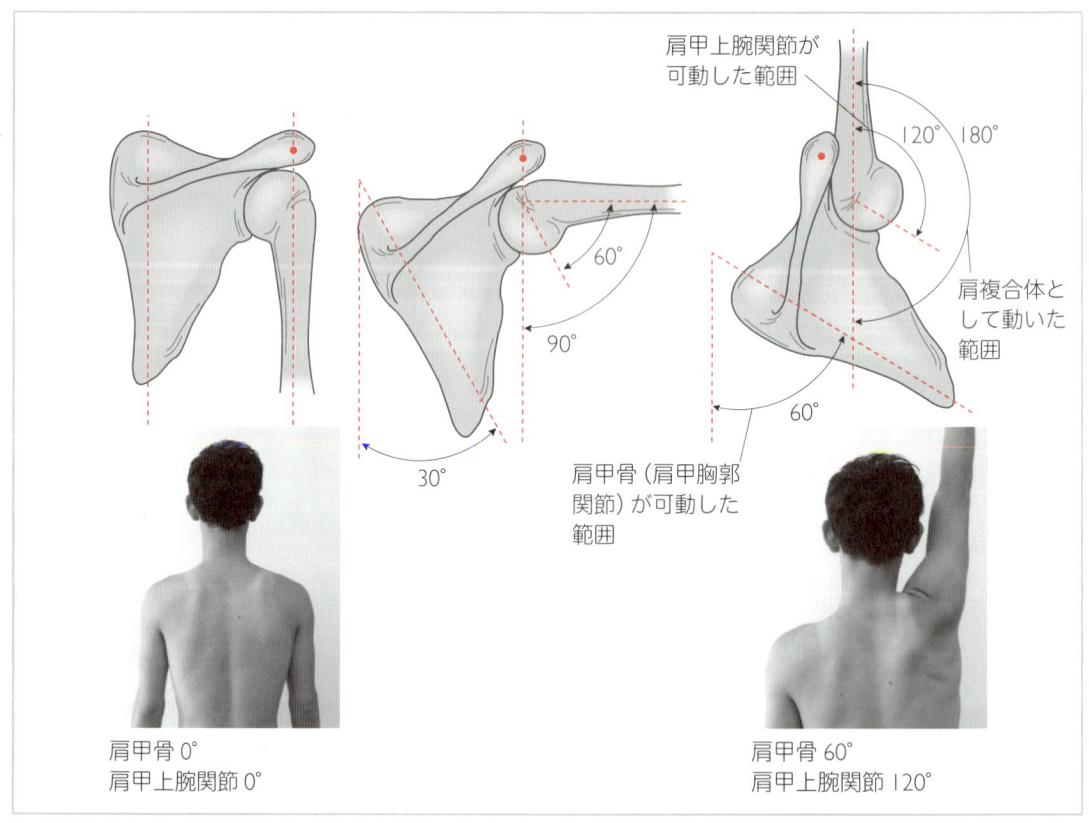

図33　肩甲上腕リズム
180°の外転では，肩甲上腕関節が120°，肩甲骨（肩甲胸郭関節）が60°可動している．

（松井佐矢香）

Column 1：肩関節の運動感覚

　五十肩は一般的に予後良好とされていますが，夜間痛や慢性痛に悩まされ，二次的に日常生活活動の低下や疼痛部位以外の硬さ，筋力低下などの障害を呈します．また，不眠や不安感など心理的な不調を訴えることも多くあります．それらの影響により脳内の感覚系に歪みが生じ，症状が落ち着いているにもかかわらず痛みの感覚が残存するなどの問題が出てきます．この感覚系の歪みによって誤った運動学習をしてしまい，アライメントの歪みや正常から逸脱した関節運動を行うことで，五十肩以外の疾患へと悪化するケースも少なくありません．また緩解期にもかかわらず，痛みへの恐怖感から過剰な安静を行ってしまうケースもよく目にします．このような感覚系の問題もみられるため，いままで述べてきたリハビリテーションやホームエクササイズ，生活指導を実践するとともに，肩関節の運動感覚に着目し，正しい運動を再教育させていくことが大切です．

運動感覚に対するアプローチの実際

　運動を再教育させる手技に「認知運動療法」という治療手技があります．イタリアのカルロ・ペルフェッティ（Carlo Perfetti）医師が提唱しました．この手技は，脳機能の改変により運動機能回復を目指すもので，もともと脳卒中片麻痺に対するアプローチとして考えられました．現在では，整形外科領域の運動障害にも応用されています．

　認知運動療法は，脳の認知過程に働きかけることによって運動学習をはかろうとします．自己の身体に注意を向け，深く内省的に思考することで，脳の認知過程（知覚，注意，記憶，判断，言語）を活性化させ，再組織化していきます．自己の身体と対話することが運動学習の基盤となります．身体イメージと運動イメージを活性化しなければ，正しい動作や行為は生まれません．そのため，目を閉じて体性感覚に意識を向け，運動イメージの想起を求め，認知問題に取り組んでいきます．

　運動は身体と環境との相互作用の結果（図）とみなされ，痛みや関節拘縮，筋力低下は，その再学習を阻害し代償動作を発達させる特異的病理としてとらえられています．そして，神経心理学や学習理論をベースに，運動器に損傷を受けた身体が特異的病理の影響を受けながらも，どのようにすれば正常な学習過程に沿った運動の再獲得を行えるか，という観点から具体的な訓練方法が考案されています．

　筋力強化だけでは人の身体を改善するのはむずかしいため，運動学習のメカニズムを基礎として，運動療法を組み立てることが求められます．

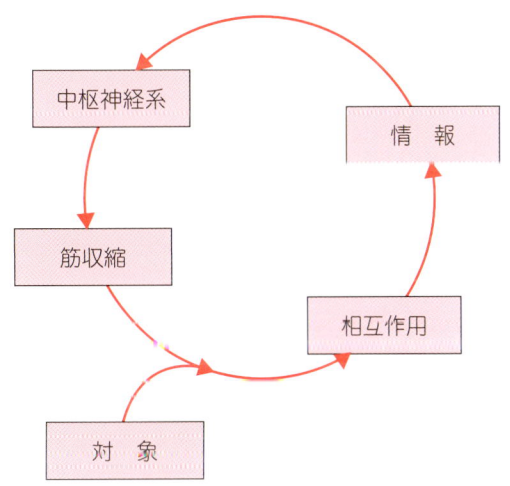

図　認知運動療法のシェーマ
中枢神経系（脳）は，まわりの環境から情報を得て身体を制御している．

（浅川未来・山本良彦）

第2章

五十肩とは

A 概念と診断

1. 定 義

いわゆる四十肩・五十肩というのは，40〜50歳代の人を中心にみられる，肩関節の痛みと関節の運動制限を主とする症候群をいう病気です（図1）．このいわゆる五十肩は江戸時代からいわれており，江戸時代に『俚言集覧（りげんしゅうらん）』という俗語が集大成された書物に記載されています．そこには「凡，人五十歳ばかりの時，手腕，骨節痛む事あり，程過ぎれば薬せずして癒ゆるものなり，俗にこれを五十腕ともいう．また，長命病という」と記載されています．当時の寿命は五十歳であり，長寿で長生きすれば関節が痛むことも当然であり，加齢による変化でありしかたがないと考えられていたようです．

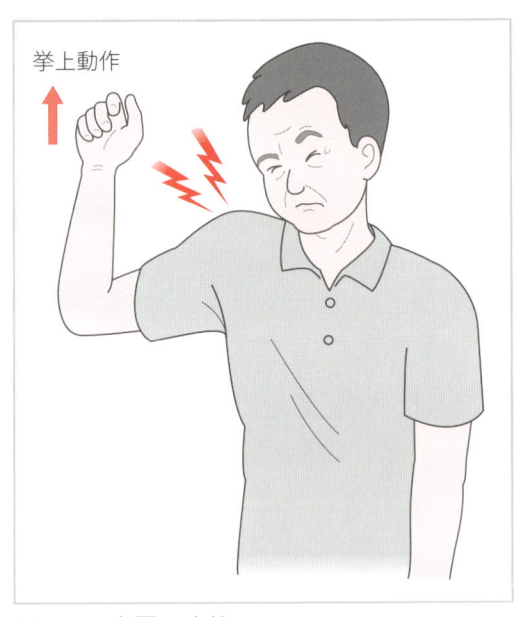

図1　五十肩の症状
挙上動作で痛みと制限が起こる．

五十肩はこのように，肩関節に明らかな外傷がなく痛みと動作制限を起こす病気，と長い間考えられてきました．これは現在でいう肩関節周囲炎と似た状態と考えられます．いままで考えられてきた肩関節周囲炎の診断のなかには，多くの病態が含まれているようです．信原ら[1]の分類によると，①烏口突起炎，②上腕二頭筋長頭腱炎，③肩峰下滑液包炎，④肩関節腱板炎（変性性・外傷性），⑤石灰沈着性腱板炎，⑥いわゆる五十肩（疼痛性関節制動症），⑦肩関節拘縮が含まれています．ここで対象としている五十肩は，この疼痛性関節制動症による狭義の病態です．五十肩は上記の肩疾患との関連が深く，病態が混在していることも多くあります．そのため五十肩は，各疾患の除外診断のもと，場合により病状経過や治療効果を確認して確定診断が行われます．

2. 原因と各種検査所見

五十肩の検査には種々のものが行われていますが，確定診断となるような特徴的な検査所見ははっきりしていないのが現状と思われます．

ⓐ 五十肩の検査所見

　X線検査では五十肩に特徴的な所見はみられません．X線所見上の変化としては，骨頭の萎縮，大結節部のシスト形成，肩峰下の骨棘形成，大結節の骨硬化像などがみられます（図2）．肩を外転した際の像としては，大結節が肩峰の外，肩峰の下，肩峰の内に位置する状態がみられます（図3）．この位置は現状の病状を示しており，障害部位を推察できる大切な所見となります．

　また肩関節周囲のX線所見では，上位胸椎が患側に回旋したり傾いている像がみられたり，肩甲骨が外転，前傾しており上腕骨と肩甲骨外縁との間が広い状態，上腕骨頭高位に変位した状態などが観察されることもあります．

　関節造影検査では，関節の拘縮のために注入量が少なく，注入時にかなりの抵抗を示し，多彩な病的所見を認めるようです．安達ら[7]の報告によると，異常所見としては①肩峰下滑液包の縮小，閉塞，造影剤の流失，②上腕二頭筋長頭腱鞘の欠損，不規則，造影剤の流失，③腱板断裂像，④関節包の癒着，縮小像，特に肩甲下滑液包描出欠損，などがあります．このように関節包の癒着が重要な所見であり，「関節の遊びの消失」が五十肩の特徴とされています．

　単純MRIでは関節の水腫や腱板の変化はみられないが，関節包の肥厚がみられることがあるとの報告があります．他にMR造影検査で烏口上腕靱帯の線維化がみられ，造影MRIでは肩関節内や肩峰下滑液包での滑膜の濃染がみられるとの報告もあります．超音波検査では五十肩での特異な所見はなく，MRIと同様に腱板断裂などの除外診断として有用であると思われます．

　肩関節鏡検査では，熊谷ら[3]の報告によると関節腔は狭く，滑膜の絨毛増生と上腕二頭筋長頭腱や前方関節唇の充血像などが認められたとしています．組織学的にこの増生部の滑膜は浮腫性の変化がみられ，血管増生が著しいが，多層化はみられず炎症細胞の

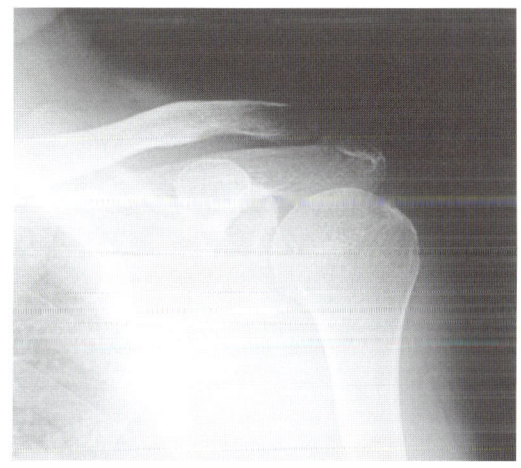

図2　五十肩のX線所見（正面像）
肩峰下の骨棘形成，上腕骨頭高位，肩甲骨が外転前傾している状態がみられる．

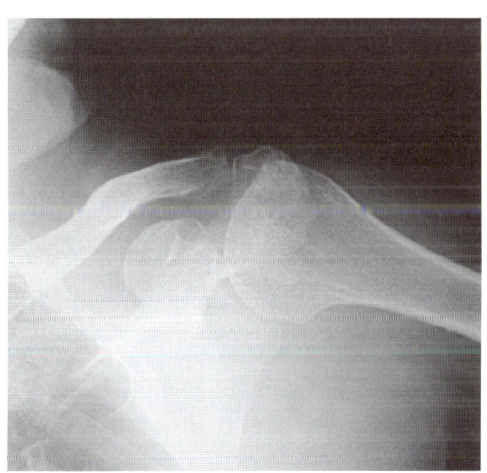

図3　五十肩のX線所見（正面像，肩外転位）
結節部が肩峰外に位置しており，挙上制限を認める状態である．

浸潤もみられない，との報告があります．また，拘縮が進行した例では腱板疎部に瘢痕化がみられるようです．

　五十肩の上腕骨骨密度の測定では，男女ともに患側は健側に比較し低値を認めます．特に女性では，骨頭，大結節，外科頚（p.2の図Ⅰ参照）すべてにおいて骨密度の低下を認めています．また，骨萎縮の程度と罹患期間との間には相関性は認めなかったので，廃用性による骨萎縮との関係性は少ないとの報告もあります．骨密度低下の五十肩発症との関係性はいまのところ明らかではありません．

　運動分析では，五十肩では挙上制限が著明ですが，その際の肩甲骨の動きは正常であるが，肩関節がほとんど動いていないとの結果があります．衛藤ら[4]は挙上初期に骨頭の上方移動が起きており，肩甲上腕リズムは可動域制限によって大きく影響されていると報告しています．

　以上，これらの各種検査所見と五十肩発症とは何らかの関係があると考えられます．各関節要素と五十肩障害発生とについて検討してみましょう．

ⓑ 五十肩の原因

　この五十肩の原因は，構造的なものと機能的なものとが考えられています．構造的問題としては，腱板，上腕二頭筋長頭腱，肩峰下滑液包，烏口肩峰靱帯，烏口上腕靱帯，腱板疎部などが関係し，機能的には肩峰下の圧力，肩関節の内圧のバランスなどが関係していると考えられています．また50歳代に多く発症することからも，肩関節の変性との関係も考える必要があると思います．この五十肩が50歳頃に好発するということは加齢による構造上の退行変性がもとにあり，軽い外傷が弱くなった組織を損傷し，なおかつその組織損傷が治りづらい状態があり，症状が改善するのに長く時間を要する原因と考えられます．

　構造上の障害部位で最も問題になるのは腱板で，特に棘上筋腱です．この部位は日常の挙上などで多く負担がかかり，石灰沈着を起こしたり加齢による変性で断裂を起こしやすい部位です．このような弱くなった腱に何らかの要因が加わり障害を受けた際に，その修復過程で腱板炎や肩峰下滑液包炎を引き起こし，疼痛発症と動作制限を認めるようになると考えられます．

　次に，上腕二頭筋長頭腱は中高年以降では形態的に扁平化したり結節間溝からずれたり，また腱自体が摩耗などにより変性し腱炎や腱鞘炎を引き起こします．これにより上腕二頭筋が硬くなり，関節拘縮を起こすようになると考えられます．

　これは関節造影検査における上腕二頭筋長頭腱鞘の欠損，不規則，造影剤の流失などの異常所見からも同部位の障害がわかります．さらに長頭腱は，骨頭と肩峰間での機械的な圧迫を受けて退行変性が促進され，骨頭を押さえる力が弱くなるため骨頭の上方移動を起こし，肩甲上腕関節の運動バランスを乱したり肩峰下インピンジメント（腱板の一部や肩峰下滑液包が挟み込まれること）を起こしたりします．このように，長頭腱の障害が第2肩関節や上腕肩甲関節の運動障害をきたし，挙上障害が発生します（**図4**）．

　また腱板疎部は，構造的に肩甲下筋と棘上筋との間で組織的にも他の腱部分に比べ結

合の弱いところであり，損傷を受けやすい部位です．この部位は軽い障害を繰り返すことなどにより損傷を受け，関節唇，関節包，関節上腕靱帯などの肩関節前方障害と関連すると考えられています．信原ら[5]のrotator interval lesion（ローテーター インターバル リージョン）の概念のなかでも，やや高い年齢層にみられる肩関節拘縮の原因になりうると報告されています．この病態の手術所見の報告として，棘上・肩甲下筋腱辺縁の充血，両腱関節面の肉芽・滑膜増生，長頭腱の炎症などがあり，腱板疎部の障害が肩関節の各部位への炎症として広がっている様子がうかがわれます．

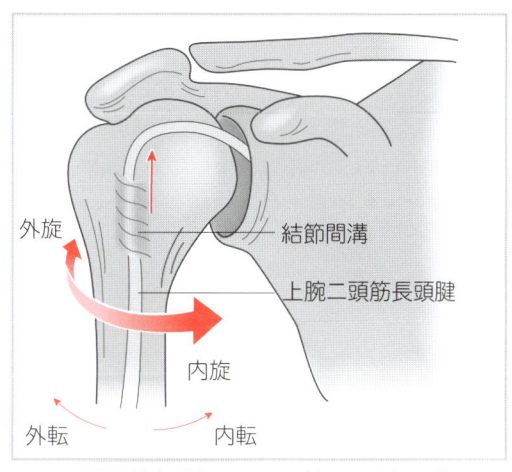

図4 肩関節解剖での二頭筋長頭腱の動き

長頭腱は外転や内旋時には結節間溝を近位へ滑動し，内転や外旋時には遠位へ滑動し上腕骨頭の動きと連動している．

肩関節包の縮小は肩峰下滑液包で障害が多く認められます．関節造影検査では注入量が8 mL以下に減少し，肩甲下滑液包が縮小したり消失して確認できないなどの報告があります．この病態により関節包の広がりが悪くなり，関節内圧も上昇し，肩関節の可動性が障害されると考えられます．治療法の一つとしてjoint distension（ジョイント ディステンション）（関節内圧減圧法，p.89 Column 4参照）がありますが，これは，関節造影などの際に外転・内旋を強制し，関節内圧を上昇させ肩甲下滑液包との通りを改善することにより，肩甲下滑液包の開大により関節内圧の減圧を目的とするものです．この手技により直後から痛みの軽減と可動域の改善がみられることからも，関節内圧の障害が五十肩に影響していることがわかります．

他にも種々の原因が考えられており，三森ら[6]は五十肩患者に第5，6，7椎体レベルの脊柱管前後径が狭い者が多いことから，頸椎病変との関係を危惧しています．また，五十肩の原因は内因性の膠原線維の変化によるものであるとするものや，免疫染色の手法によりその病理変化は筋線維芽細胞への変化を含む線維芽細胞の活発な増殖である，などの報告があります．このように五十肩の病態は病期などでも異なり，構造的障害だけでなく内分泌や内臓性からの発症も疑われ，今後さらに原因の検討が必要な状況と思われます．

〔小鳥降士〕

第2章　五十肩とは

Column 2：諸外国における五十肩

　五十肩とは「50歳前後に突然肩が痛くなり，腕をあげられない状態が1年程度続く．痛みは時間とともに軽くなっていくが，以前のようには動かすことができない状態」とされます．日本人には特別な言葉ではありませんが，諸外国の人々は五十肩を何とよんでいるのでしょうか．

　英語の「frozen shoulder」（＝凍りついた肩）というのは，現象をとてもよく表した言葉です．その名のとおり，固まって動かない感じがします．それに対して「五十肩」には50歳までよく生きた，という生活のにおいを感じます．

　英語では「frozen shoulder」，イタリア語では「spalla congelata」，フランス語では「Épaule gelée」，ドイツ語では「Frozen Schulter」，中国語では「肩周炎」，韓国語では「오십견」，ポルトガル語では「ombro congelado」，……どうやら日本語以外でも「五十肩」に相当する言葉はあるようです．概念がなければ言葉はありませんから，諸外国の人々の肩にもやはり同じような現象が起こっていると思われます．

　それでは，欧米での五十肩に関する考え方を紹介します．

1. Duplay（フランスの外科医），1872年

　外傷後に生じた肩峰下滑液包の炎症，癒着による肩関節の痛みと挙上障害を"scapulohumeral periarthritis（肩関節周囲炎）"とよびました．当初は外傷後のみに生じるとしていましたが，後に誘因なく発生するものもあるとしています．このときいわれた肩関節周囲炎のなかには，現在における腱板炎，腱板断裂，石灰化腱炎，上腕二頭筋長頭腱炎，肩鎖関節炎なども含まれていました．

2. Codman（アメリカの整形外科医），1906年

　Codmanは，Duplayの提唱した"scapulohumeral periarthritis"を英語で"stiff and painful shoulder"とよびました．1934年には著書「The shoulder」において，"frozen shoulder"と命名し，現在においても広く使用されています．

3. Neviaser（アメリカの整形外科医），1945年

　KlappとRiedelは，症状の原因を肩関節包の縮小によるものと考えました．その後，Neviaserは"frozen shoulder"の場合には上肢を挙上する際に必要となる下関節包の弛緩が減少していることを指摘し，関節包の肥厚と癒着が原因である"adhesive capsulitis（癒着性関節包炎）"とよびました．

（浅川未来・山本良彦）

B 臨床経過と所見

1. 臨床症状

　五十肩は外来患者数の約 8％で，年間発症率は 1.2〜1.4％との報告があります．年齢分布では 50 歳代が最も多く，男性よりやや女性に多い傾向があり，両側の発症は 34％程度とみられています．五十肩の症状は潜在性に進み，発症初期と経過の時期により異なってくることが多いようです．臨床経過では，初期（急性期）の freezing phase が痛みが主な時期，慢性期の frozen phase では関節拘縮が強く動作障害が主な時期，緩解期の thawing phase では痛みも関節拘縮も軽減してくる時期に分かれます．

ⓐ 急性期（疼痛期）：freezing phase

　発症初期の急性期は痛みが主ですが，始まりは明らかな原因がなく，肩動作の違和感を認めることが多いです．違和感を覚えても強い痛みではないので，自分で動かして直そうとして肩に負担をかけてしまい，徐々に痛みが強くなります．肩をあげようとしたり後ろに手を伸ばそうとしたときに，肩の硬さや痛みを感じるようになります．日常動作では髪をとかしたり，洗濯物を干したり，ズボンをあげる動作などで障害が出ます．腕をさげた位置で安静にしている状態では痛みは軽いのですが，前方の物をもつ動作など力を入れた際にぎっくりと肩の前側に痛みが走ります．炎症が強い場合には，じっとしていても肩の奥に鋭い痛みを感じることがあります．さらにこの状態で動作を続けていると，炎症範囲が前方から広がり疼痛部位が肩の側部から上部へと広がります．ついには動作時の痛みだけでなく安静時にも痛みが出て，夜間仰向けに寝る姿勢でも痛み出すようになり，日常生活がつらくなり，夜間には睡眠障害を起こすこともあります．

　この急性期の痛みは 2〜9 か月続くことがありますが，多くの場合には治療や安静により 2〜3 週間程度で軽減してきます．この五十肩を起こす人は円背（猫背）や肩こりが日頃からあり，日常の疲れや負担が蓄積し，その症状が重くなったときに出ることが多いようです．円背などの上半身の姿勢の悪さは，肩の位置や肩甲上腕動作にも悪い影響を及ぼすものと考えられます．休勢は痛みを防御するために上肢を内転，内旋，下垂位に保つことが多く，この位置で保持する時間が長くなります．夜間など腕の下にクッションなどを入れてこの姿勢を維持すると，痛みが軽減するのもこの考えからです（図 5）．

ⓑ 慢性期（拘縮期）：frozen phase

　慢性期は肩関節での炎症で痛みが強いため，動作を制限し安静にすることで少しずつ痛みは軽減しますが，逆に肩関節が硬くなってきます．これは炎症や痛みを減らすためにはしかたのないことです．この時期には，前方に手を伸ばす動作や着替えのため後ろ

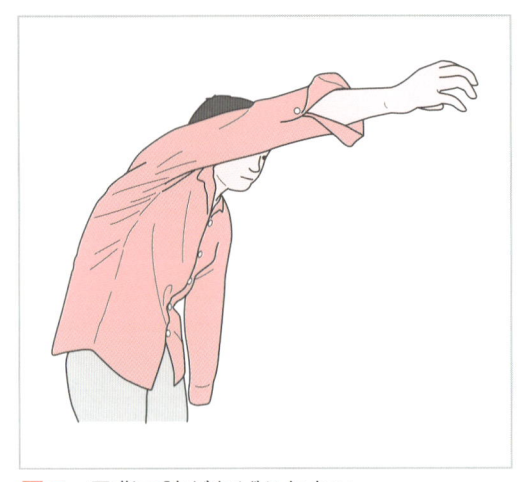

図 5　円背で腕があげられない

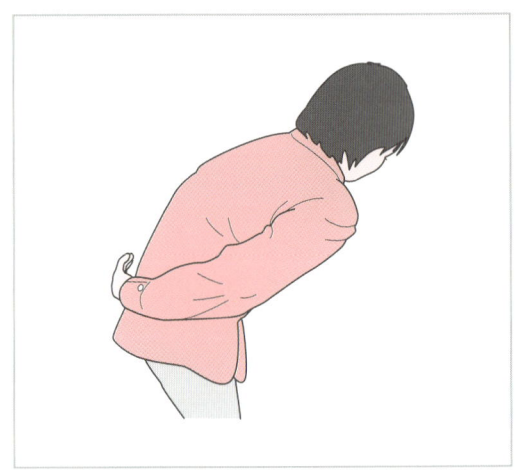

図 6　後ろに手が伸びない

に手を伸ばす動作が不自由になります．五十肩本来の障害としての肩関節拘縮が著明になり，日常動作に重大な障害を起こします．

　この期間は3〜12か月，またはそれ以上続きますが，その期間は症例によって大きく異なります．拘縮の期間が長くなると動作のやり方を工夫するので昼の生活での痛みは軽減しますが，夜間無意識のなかでの寝返りなどでは激痛が走り目を覚ますこともあります．関節拘縮の障害が強いため，自分でも風呂で温めてマッサージしたり，リハビリテーションを頑張る時期でもあります（図 6）．

C　緩解期：thawing phase（ソーイング フェイズ）

　緩解期は安静時の痛みは軽減してきますが，挙上などの動作痛はまだあります．肩の可動性も改善されてきて動作はできるようになりますが，その時点の最大動作を強制して行うと痛みが出ます．動作の方向も前方挙上動作は行いやすくなりますが，側方への外転動作では痛みやすいことが多いです．後ろに手を回す伸展動作はやや可能になりますが，ズボンをあげるような動作で，後ろ手の位置から肘を曲げるときにはまだ痛みが出やすいです．

　このように，まだ残っている肩関節の拘縮を改善するために動作を行いますが，過度の強制で痛みを出し，再び腱を痛めることがあるので，運動療法のやり過ぎにも注意が必要です．夜間の痛みも減少していますが，まだ患部を下にした側臥位では痛みが起こることがあるので気をつけましょう．発症から経過が長く

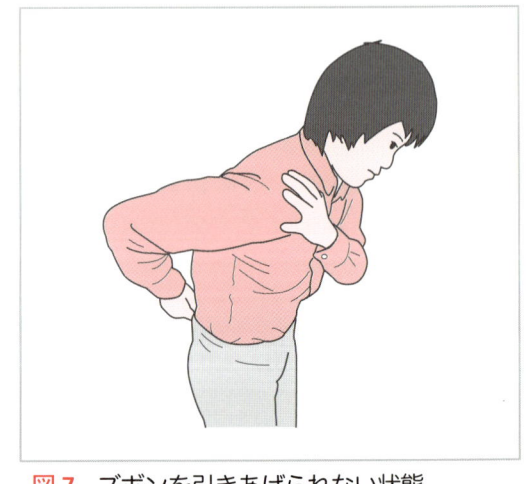

図 7　ズボンを引きあげられない状態

なっているので，肩周囲の頸筋や背中の筋肉のこりや痛みが残ることがありますが，この部位の筋組織は障害されていないので優しくほぐすことは効果的と思います．肩とその周囲に軽度の拘縮が残存し，肩の一部に腱炎や滑液包炎などが残っているのがこの時期の痛みの症状のもとなので，無理な動きをしたときや残っている炎症部位に刺激をかけたときに痛みが起こります（図7）．この時期はあせらず無理せずに，気長に時間を過ごすことが大切と思います．

2. 疼痛部位

　五十肩の疼痛部位は病期の経過により変わる傾向があり，初期には痛みは前方部が多く，病期の経過により肩後方部に疼痛部位が変わっていくことが多いようです．信原ら[1]によると，発症1か月以内のものでは肩前方の烏口突起の圧痛が圧倒的に多く，次に長頭腱の炎症による症状で結節間溝の圧痛が多くみられるとしています．3か月を過ぎると結節間溝の圧痛の割合は減少し，肩関節後方部の後方四角腔（上腕骨と肩甲骨外縁，大円筋と上腕三頭筋長頭腱を四辺とする四角形）に圧痛部位が変化していきます．これは，本症の原因としての痛みは前方にあったものが，緩解期になると二次的な拘縮による後方の痛みとなって訴えられていることからも理解できる，と解説しています（表1）．

　五十肩の病期の経過による圧痛部位や疼痛症状の変化について，それぞれの病期別に検討してみましょう．病期による病態の変化により臨床症状や疼痛部位の変化との関連についても関係があるように思います．

ⓐ 急性期（freezing phase）の痛み（図8）

　急性期には烏口突起周辺の痛みが多く，体表からも烏口突起の圧痛を認めます．五十肩の発症原因と考えられる組織が肩前方に存在するため，発症初期はその原因部位近くに痛みを認めることが多いのだと思います．また，五十肩を発症する人は比較的円背で，肩甲骨が外転し上方部が前傾している姿勢になる傾向があり，上腕骨頭と烏口突起が近くなり圧迫されやすくなることも考えられます．

　他の疼痛部位として，腱板疎部や小結節，大結節にも圧痛を認めます．また，挙上動

表1　五十肩の圧痛点と病期による推移

圧痛点 \ 発症からの期間	〜1か月以内	1〜3か月以内	3か月以上〜
CP（烏口突起）	11% ↑	41%	42%
BG（結節間溝）	34%	34%	28% ↓
GT（大結節）	5%	5%	5%
QL（後方四角）	17% ↓	20%	25% ↑

図8　初期（急性期）の疼痛部位（肩前方像）

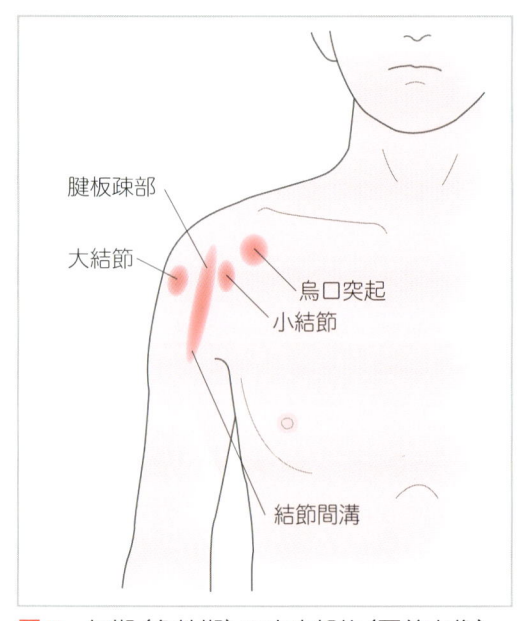

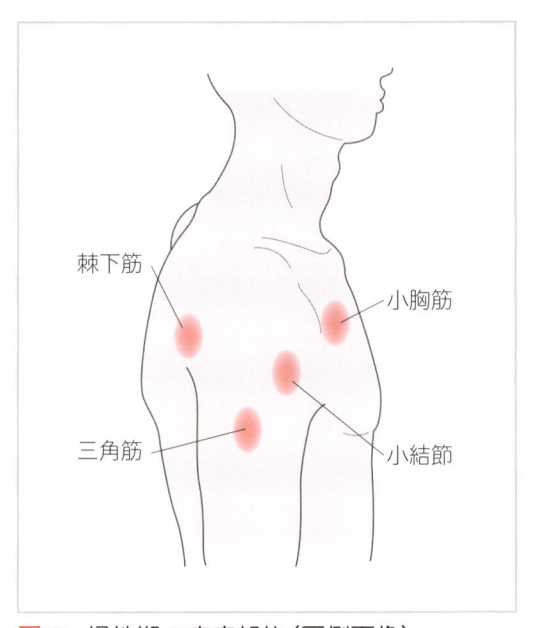

図9　慢性期の疼痛部位（肩側面像）

作にて肩峰前外側部や長頭腱部の結節間溝にも痛みと圧痛を認めることが多くあります．この時期は痛みが強いため肩関節周囲の筋肉にも緊張性の筋肉痛が生じ，僧帽筋，肩甲挙筋や小胸筋などにも痛みを認めます．上腕を下方へ引き下げた際にも肩前方に牽引痛を認めます．

ⓑ 慢性期（frozen phase）の痛み（図9）

　経過が慢性化すると結節間溝，烏口上腕靱帯など前外側方へ疼痛部位が移動していきます．この時期の圧痛は棘下筋の筋腹，肩甲骨上角，小胸筋，広背筋，上腕三頭筋にもみられます．特に，肩甲骨棘下窩での棘下筋の圧痛は多くの患者に認められ，特徴的な圧痛点です．

　肩関節拘縮があるため，日常で上肢を動かす際に肩の outer muscle である三角筋に負担がかかり，三角筋の筋腹や停止部の上腕骨近位部にも圧痛を認めます．肩関節の拘縮が完成しているため，上腕と肩甲窩の間での動きが不良となり，背部の大円筋，広背筋，菱形筋にも筋の硬化と圧痛を認めます．

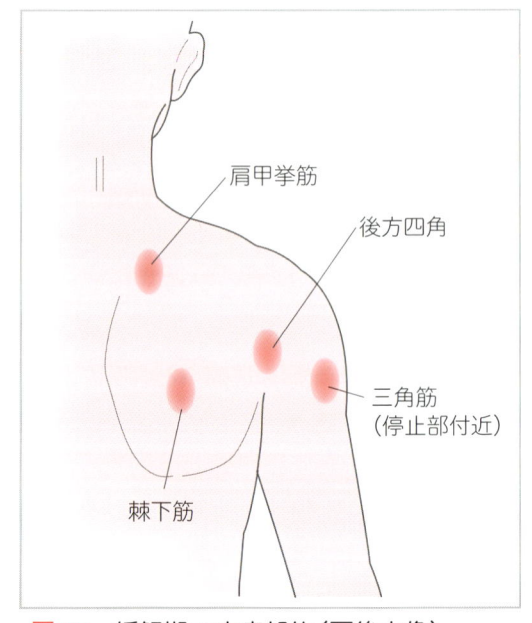

図10　緩解期の疼痛部位（肩後方像）

c 緩解期（thawing phase）の痛み（図10）

　最終的には，後方四角腔や棘下筋や大円筋付近にも痛みが広がります．特に外旋動作にて，後方四角腔や上腕後方部につねられるような痛みを認めます．徐々に可動性が改善されてくると，屈曲時には肩峰の前方部にひっかかるような痛みがあり，ズボンをあげる動作では肩関節前方の伸ばされるような痛みがみられます．最後まで肩外転動作は障害され，外転時には肩側方に三角筋の痛みや肩峰部で腱板の一部や肩峰下滑液包が挟み込まれるような痛みが残ります．

3. 運動制限

　五十肩の関節可動障害をみると，後ろに手が伸びないことや外に腕があがらないといったものが多くみられます．発症のはじめの急性期には炎症による痛みのために動作制限があり，徐々に痛みは軽減し肩関節の拘縮のために動きが悪くなります．この時期が肩関節拘縮のため動作制限の最も強い時期であり，肩関節拘縮に対する運動療法が大切な時期となります．緩解期になると拘縮も徐々に改善されてきて挙上動作もできるようになってきますが，動作が強制されたときにはつれるような痛みがあります．それぞれの病期に分けて肩関節の可動制限と動作障害の原因について考えてみましょう．

a 急性期（freezing phase）の運動制限（図11）

　発症初期のこの時期の病態としては，腱や滑液包などの炎症が強いため痛みによる肩関節周囲組織の緊張が強い状態です．当然，屈曲や外転といった自動動作はつらく，介助動作も動かすことにより炎症部位に刺激を与えるため，逃避動作をしたり，痛みによる緊張のため筋肉をこわばらせ肩関節は硬くなった状態となります．しかし，痛みや緊張のために動かないのは肩甲上腕関節が主であり，肩甲胸郭関節の可動は比較的保たれています．大・小胸筋や上腕二頭筋などにより肩前方は硬くなり，側方からは三角筋や広背筋などにより上腕は体幹に引き寄せられた状態になります．肩後方は僧帽筋や肩甲挙筋のこりがみられますが，棘上筋・棘下筋の痛みは比較的軽い状態のことが多いようです．このように，急性期の動作障害は，前方の腱などの炎症による刺激で起こる肩関節周囲筋の過緊張が主な原因と考えられます．

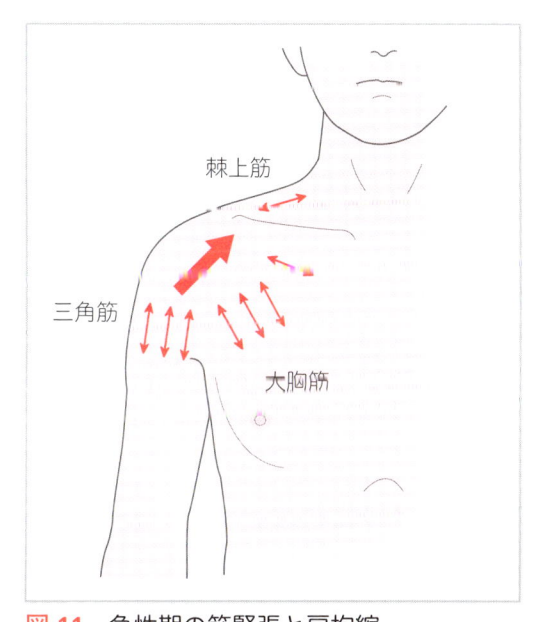

図11　急性期の筋緊張と肩拘縮
肩関節周囲の筋緊張により肩の動きが悪くなる．

ⓑ 慢性期（frozen phase）の運動制限（図12）

　この時期には経過も1～数か月と長期になってきているため筋や腱そのものがやや硬くなってきており，肩関節は自動的にも他動的にも硬く関節が拘縮した状態となり，可動最大時は固定された硬さを感じるようになります．屈曲動作では可動範囲も30～80°程度と制限が強くなり，大結節と肩峰がぶつかる感じでカクッと止まってしまい，それ以上は痛みもあり全く動かない状態になります．可動できる範囲では，痛みは少なく動きも比較的滑らかなことが多いようです．しかし，可動制限は屈曲だけでなく外旋や外転動作も制限されます．この可動制限は筋・腱の拘縮だけでなく，関節周囲の靱帯や関節包の拘縮によって制限されています．また，関節内圧のアンバランスから部分的に陰圧状態が強く，キュッと上腕骨頭と関節窩が吸い寄せられたようになり，肩全体の可動性が制限されることもあります．

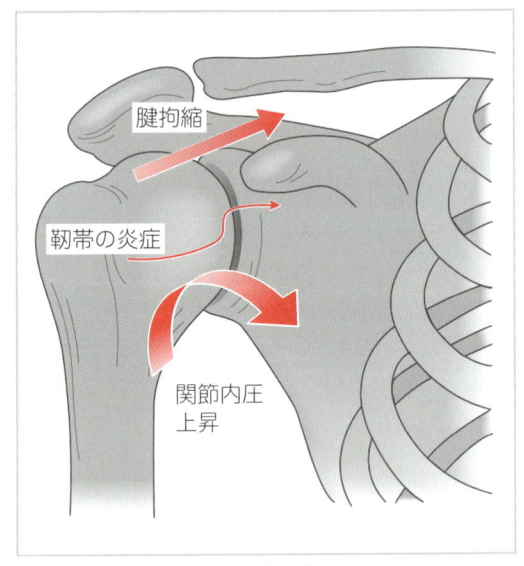

図12　慢性期の肩拘縮の様子
腱や靱帯の炎症で硬くなり，肩関節が拘縮する．

ⓒ 緩解期（thawing phase）の運動制限（図13）

　緩解期になると靱帯や腱などの炎症も軽減し，それまでの治療効果により筋肉もやや緩んでくる傾向を認めます．症状的には後方四角腔でのものが主で，特に外旋動作にて痛みを認めることが多いようです．外旋の筋力は正常なことが多いので，外旋時に肩関節後方の関節包の硬さのつっぱりや滑膜が引きつれるような痛みが起こるためと考えられます．関節の可動制限もありますが，拘縮のようなカチッと止まる状態ではなく，他動的にゆっくり動かしていくと徐々に動きが広がるような状態となっていきます．

（小島隆史）

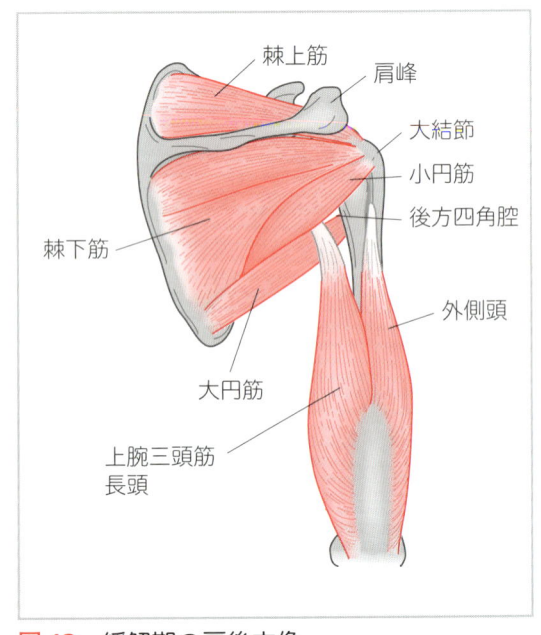

図13　緩解期の肩後方像
上腕骨と上腕三頭筋，大円筋からなる後方四角腔が外旋障害に関係する．

C 治療と予後

1. 治療

　五十肩の治療は病期により異なります．初期の病態は腱や滑液包などの炎症が主なため，消炎治療を行う必要があります．慢性期は炎症後による肩関節拘縮が主になるので，可動性を改善するための手技やリハビリテーションが中心になります．緩解期には障害された肩関節の機能回復により日常動作の改善を目指す必要があります．それぞれの病期ごとの投薬，処置，手技，リハビリテーションなどについてみていきましょう．

ⓐ 予　防

　五十肩では，受傷時期がはっきりしないことが多くあります．それでも，日常動作での違和感や自覚的には異常を感じることがあります．そのような際には，まず予防することが大切です．できるだけ痛みの出ない動作で生活をすることです．高いところや身体の後ろに手を伸ばさないこと，挙上で痛みを感じるようであれば反対の手で介助して動作を行いましょう．このような予防の期間を1週間ほどつくり安静にすれば，部分的な炎症だけで治まり，五十肩まで病状が悪くならずに済むこともあると思います．肩動作で違和感を覚えたら，1週間の予防安静期間をつくることも大切な治療になるでしょう．

ⓑ 急性期（freezing phase）の治療（図14）

　急性期は肩前方の炎症症状が強いので，姿勢も肩前側に負担をかけないように，やや前傾で肩内旋位で安静を保ちましょう．この肢位は昼間だけでなく，夜間の睡眠時にもクッションなどを肩や肘下に置き，肩から上肢を置く位置に気をつけましょう．湿布などの外用薬も炎症の強い前方を中心に貼付し痛みが強いときには1日5～6回取り換え．さらに氷嚢などで患部を冷却すること（アイシング）も必要です．非ステロイド性抗炎症薬（NSAIDs）の内服で炎症を抑え，肩周囲の筋緊張が強いときには筋弛緩薬も有効なことがあります．特に炎症症状が強いときには，靱帯や滑液包などへのステロイド薬と局所麻酔薬を混合した注射が必要なこともあります．

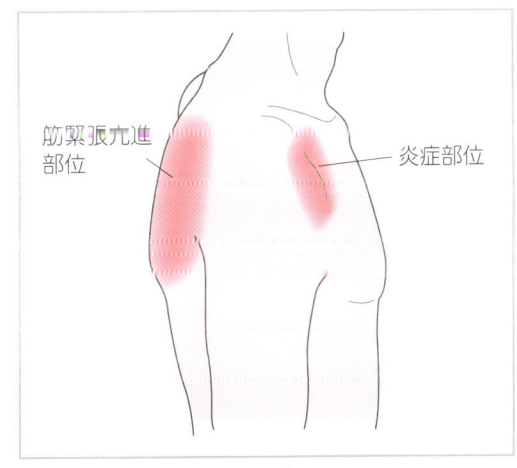

図14　急性期の治療のポイント
肩前方は消炎治療，後方は緊張を和らげる．

急性期では，炎症を抑えるために患部局所の安静と消炎鎮痛治療が大切です．また，肩周囲は痛みのために緊張し，筋肉など身体が硬くなるので，自分でも軽くマッサージをして緊張を和らげ，必要以上に肩周囲の拘縮を起こさないように注意しましょう．

ⓒ 慢性期（frozen phase）

この時期の症状は肩関節拘縮が強いので，関節受動が治療としては大切になります．薬剤による治療では，肩峰下滑液包へのヒアルロン酸製剤の注入が多く行

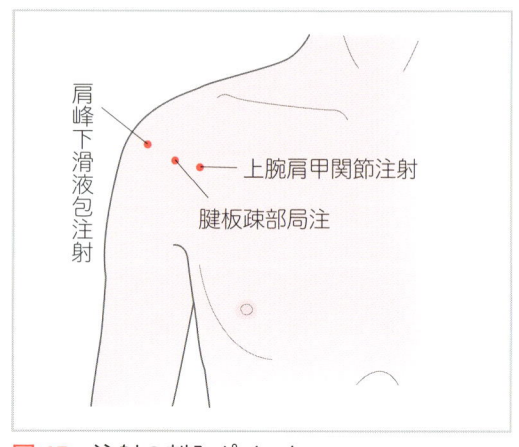

図15　注射の刺入ポイント

われます．ヒアルロン酸製剤により滑液包内の潤滑をよくする効果と炎症を抑える作用があり，局所麻酔薬をあわせることにより痛みを緩和し，周囲の筋肉緊張を和らげる効果も期待できると思います．この時期にも，ステロイド薬と局所麻酔薬を混合した注射は，腱板疎部や後方四角腔などポイントを絞って行うことも有効と思います（図15）．局所麻酔薬による肩甲上神経ブロックも行われます．また，上腕肩甲関節への関節注射もよいと思います．この手技は，関節造影検査とあわせて行う joint distension（関節腔内を広げる操作）による関節内圧の減圧治療により効果があります．関節造影で肩甲下滑液包が描出されない症例に対して，臥位にて90°外転位で内旋を強制し，関節内圧を上昇させるように強制して joint distension を行います．この手技により関節内圧が一気に減少し，肩関節の硬さがなくなって肩の可動性が改善されるようになります．

慢性期では，肩関節拘縮に対する運動療法は大変大切になります．まだ炎症が残っている状態なので急に激しい動作はせず，はじめは筋肉をほぐした後に介助運動で徐々に動かします．運動療法の詳細については p.63「第4章　リハビリテーションとホームエクササイズ」を確認してください．

また，保存的治療が無効であった例では手術が行われることがあります．手術の要点は，肩峰下滑液包と腱板癒着，烏口肩峰靱帯の拘縮，烏口上腕靱帯の拘縮，腱板疎部での癒着に対する処置が大切であるとの報告があります．鏡視下手術も行われますが，腱板疎部など緊張した関節包の解離を行い，洗浄水による十分な還流を行うため，パンピング効果による関節拘縮の改善も期待されるものです．

ⓓ 緩解期（thawing phase）

この時期になるとやや肩の拘縮が緩み可動性が改善されてきますが，動かしすぎると，また急性期のような強い痛みが再発することがありますので注意が必要です．屈曲・伸展方向を中心に可動練習を行い，徐々に外旋，最後の外転方向の可動練習を行ってください．前方屈曲から挙上し，外側側方へおろして回転動作で自力運動を進め，

表2 経過と治療内容

	薬物治療	リハビリテーション	ホームエクササイズ
急性期 (freezing phase)	◎ 消炎鎮痛薬	△ 筋弛緩	△ 冷却
慢性期 (frozen phase)	○ 局・関節注射	◎ 筋弛緩関節受動	○ 介助運動
緩解期 (thawing phase)	△ 外用薬	◎ 関節受動	◎ 自動運動

徐々に可動範囲を拡大してください．肩関節を安定させるためには，肘を体幹に固定した位置で軽い負荷をかけた内旋・外旋運動を行うことも大切です．

なお，経過に応じた治療内容の変化については表2にまとめました．

2．予 後

五十肩は基本的には予後は良好で，重症な関節拘縮を残すことはないようです．炎症による痛みが強い急性期は2週～1か月程度で経過し，拘縮の強い慢性期の期間は2か月～2年程度と経過の幅が広いようです．平均的には可動性制限が約6か月，疼痛軽減までが発症から12か月との報告もあります．経過の違いは，脊椎など肩周囲の体幹のバランスや糖尿病，甲状腺疾患などの合併とも関係があるように思われます．脊柱後弯など円背の傾向のある人は経過もやや長く，経過中に両側に発生することもあります．このように経過が異なるのは，患者さんの身体状況・社会状況などのいろいろなことが影響するので，治療においてはこの種々の要因について考慮する必要があると思われます．

（小島隆史）

D 鑑別診断

1. 肩関節の痛みと拘縮を生じる肩疾患

　肩関節の痛みと可動制限をきたす疾患は多くあります．肩関節周囲の疾患でも，原因となる部位により病態も異なりますし，いくつかの病状が重なって症状を出していることもあります．脊柱などは肩周囲からの影響を受けることもありますし，全身疾患の一部として肩に症状を出すこともあります．図16 に示すように肩関節拘縮をきたす疾患について一次性（特発性）の五十肩，二次性の肩関節周囲炎，内分泌などの全身疾患によるものといった分類が考えられています．二次性疾患における肩関節性のものには腱板断裂，インピンジメント（p.22 参照），石灰性腱炎などがあり，関連性のものには頚椎疾患，心臓・肺・大血管の疾患，腹部内臓疾患などがあり，全身性のものには糖尿病，甲状腺機能異常，Addison（アジソン）病，転移性腫瘍などがあります．各疾患の特徴と病態について考えていきたいと思います．

ⓐ 腱板炎

1) 症　状

　力仕事や肩を使いすぎたときに痛くて手があがらない，というように急激に発症することが多いです．症状は運動時の痛みが主で90°以上の自動挙上は不可能ですが，介助動作ではあげることはできます．

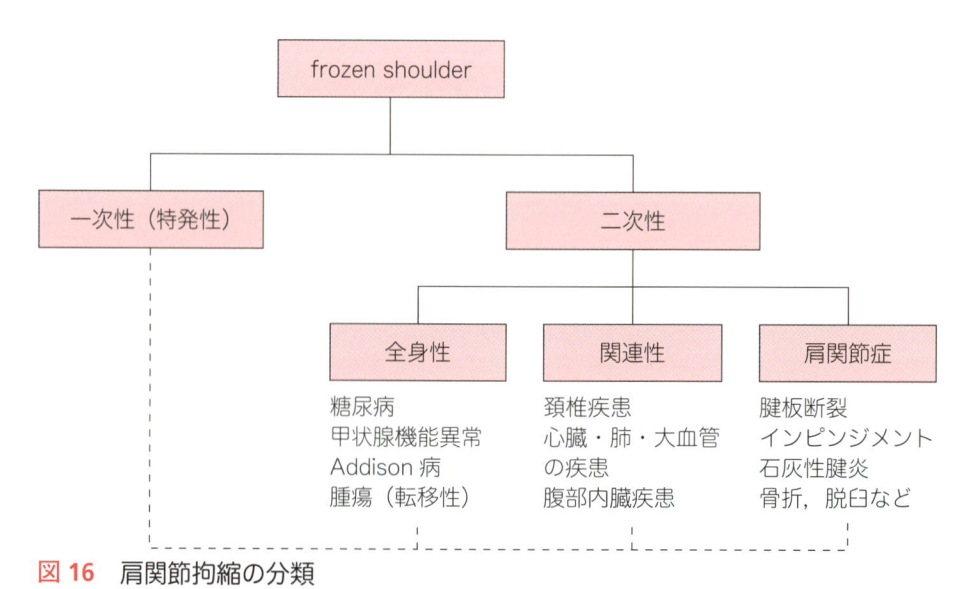

図16　肩関節拘縮の分類

（Zuckerman JE, Cuomo F：Frozen shoulder, in Matsen FA III, Fu FH, Hawkins RJ（eds）：The Shoulder：A Balance of Mobility and Stability. 253-267, American Academy of Orthopaedic Surgeons, 1992 より一部改変）

2）診　断

運動などの動作による疲労が腱板をなす筋群の疲労を起こし，これが腱板炎となり徐々に周囲にも炎症が波及して肩峰下滑液包炎などを起こし，挙上痛を生じるようになります．下垂位での動作痛は軽度でも外転90°での内旋では強い痛みを認めます．

3）治　療

安静や消炎鎮痛薬，湿布などの使用が基本です．肩峰下滑液包へのステロイド薬と局所麻酔薬の注射は効果的であり，痛みが取れた状態では肩関節の動作障害が軽減されます．

ⓑ 烏口靱帯炎

1）症　状

上肢に力を入れて動作をした際に，烏口突起部に痛みを生じます．可動障害はほとんどみられません．

2）診　断

烏口突起は，上腕二頭筋短頭，烏口腕筋，小胸筋，烏口上腕靱帯，烏口肩峰靱帯，烏口肩鎖靱帯などの筋肉や靱帯が付着する部位であり，これらに関連した動作にて負荷が加わり，炎症を起こしやすいです．烏口突起に起きる腱付着部炎と考えられます．

3）治　療

湿布の貼付やステロイド薬の局所注射が有効です．また，小胸筋の拘縮など円背の状態では発症を繰り返しやすいので，前胸部のストレッチも大切と思われます．

ⓒ 上腕二頭筋長頭腱炎

1）症　状

力仕事や野球などのスポーツで多くみられます．症状は，急性期では結節間溝に強い圧痛や腫れ，痛みを認める熱感などの炎症症状が強く，肩を少し動かしただけでも強い痛みを認めます．慢性期には，肘伸展位で前腕を回外し抵抗を加えながら上肢を挙上させると結節間溝部に痛みを認めるスピードテストが陽性に出たり，肘屈曲位で回外させて抵抗を加えると結節間溝部に痛みを認めるYergason（ヤーガソン）テストが陽性に出ます．

2）診　断

炎症が局部で結節間溝部に圧痛があり，運動時や負荷時に痛みを認め関節拘縮の可動制限は軽度です．若者ではスポーツの負担などが肩の不安定性を合併することが多くあり，大人では肩関節周囲炎や関節拘縮などの変性と関連することがあります．それらとの合併にも注意が必要です．長頭腱の機能は上肢の動きに大切であり，手を外に開いたときには上腕の外転動作を行い，また肩外転，外旋時には上腕骨頭を押さえ肩関節を支

持する働きをします．長頭腱は肩甲骨の関節上結節から始まり，結節間溝を通り短頭と合流し，上腕骨前面を下降し橈骨に停止します．長頭腱の長さは変わらないため，上腕骨頭が結節間溝部を上下して動きます．このように長頭腱は特異で複雑な動きをしており，肩を押さえ安定させるために重要な構造であるため負担が起きやすく，炎症を起こしやすいと考えられます．

3）治　療

急性期には上肢の安静と冷却を行い，炎症が強い場合には三角布による保護固定をします．NSAIDs 内服や湿布の投薬も行います．リハビリテーションは，患部冷却（アイシング）など熱感や炎症を抑える手技を中心に行います．慢性期では，肩周囲の筋緊張が高いときには筋弛緩薬内服も行います．リハビリテーションも周囲筋のコンディショニングや関節拘縮防止のための介助運動を行います．長頭腱に負荷がかからないように，肩関節外旋動作には注意が必要です．

d 石灰沈着性腱板炎（図17）

1）症　状

40歳代，50歳代に多くみられ，女性に多い傾向があります．主婦や事務系の人にみられ，肉体労働者にはやや少ない傾向です．発症は急激で激烈な痛みを認め，挙上はできず，肩外側部に腫脹や熱感を認めます．

2）診　断

X線所見上は，上腕骨頭周辺の腱板内に石灰沈着がみられます．石灰沈着は棘上筋腱に多くみられ，石灰の成分はハイドロオキシアパタイトであり，病巣周囲にオステオポンチンという蛋白が認められるという報告もあります．なかには，挙上痛を認めるものの激痛ではない場合もあります．手術所見の報告として，石灰沈着部がパサパサと乾燥しているものや粘性の強い液状のものを認め，乾燥しているものは血液など全く入っておらず，周囲と完全に隔絶された状態であり，粘性のものは外部との交通があり，細胞を介して炎症誘発物質を発現させ，強い炎症を起こしているようだ，とされています．

3）治　療

急性期の炎症が強いときには安静と消炎処置が必要になります．NSAIDs の内服と消炎薬の外用薬を頻回貼付します．

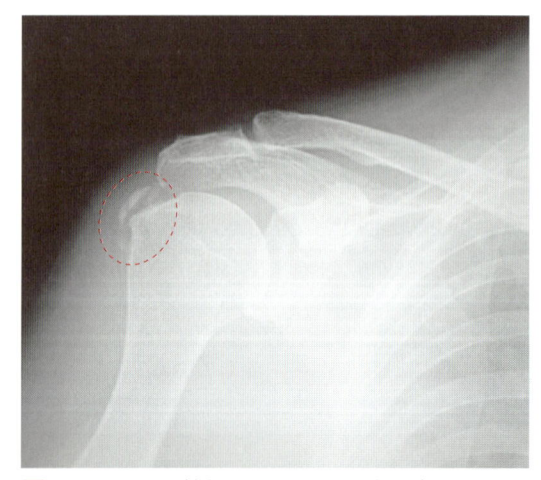

図17　石灰沈着例の肩関節 X 線写真
肩峰外側に棘上筋腱内に石灰の沈着を認める．

D　鑑別診断

体勢はやや挙上位でリラックスした状態とし，患部を冷却し炎症の熱を抑えるようにします．さらに症状が強いときには，ステロイド薬と局所麻酔薬をあわせて肩峰下滑液包または直接患部局所へ注射を行います．比較的単発の発症で済むことが多いですが，保存的治療に抵抗性のものや再発を繰り返すときには，手術によりに石灰を除去することもあります．超音波破砕装置による治療の報告もあるようです．

e 肩峰下滑液包炎（図18）

1）症　状

肩の挙上動作でギクッと痛み，挙上が制限されます．肩峰の前外側部の腫脹と圧痛を認めます．挙上時にクリック音も触知されることがあります．穿刺により黄色透明の液を認めることがあります．

2）診　断

肩挙上動作では上腕骨大結節と腱板が肩峰や烏口肩峰靱帯の下を滑り込み，その際に肩峰下滑液包はクッションとして働き，第2肩関節として機能しています．肩峰下滑液包炎ではこの部位に炎症を起こし，痛みや挙上制限をきたします．リウマチなどで一次的に発症することもありますが，腱板断裂など他の疾患により二次的に発症するものがあります．

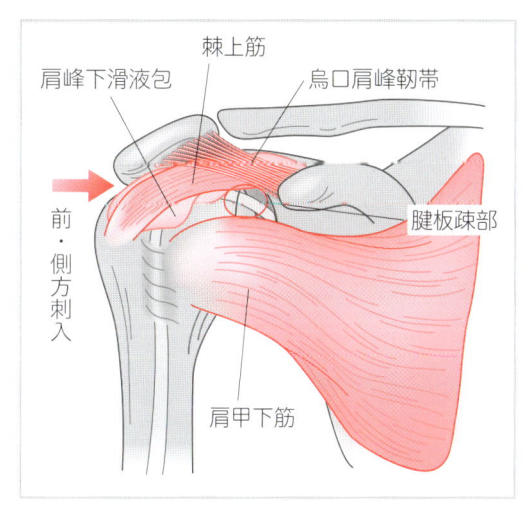

図18　肩峰下滑液包の解剖

3）治　療

発症後は患部を安静にして，挙上などの動作制限が必要となります．消炎鎮痛薬の内服や外用薬の使用とアイシングが大切となります．さらに炎症が強いときには，ステロイド薬と局所麻酔薬の注入をすることが必要となります．

f 腱板断裂

1）症　状

中高年の労働者に多く，動作痛や夜間痛などの肩関節痛を認めることが多いです．外傷性の症例では痛みが強く，挙上困難となります．筋力低下もみられますが，特に身体から腕を離した動作で前の物を取る動作や，後ろに手を伸ばした動作が困難となります．比較的可動性は保たれていますが，有痛弧（painful arc）のような挙上動作では90°付近で痛みとめげにくさを認めます．症状が悪くなると肩関節の拘縮が強くなり，挙上も40～50°程度で著明に障害を受け，棘下筋や棘上筋は萎縮を起こして肩の筋力低下が重症となり，日常動作に重大な障害を認めるようになります．

37

2）診　断

　腱板断裂では受傷原因が明らかなものは6割程度であり、残りは使いすぎなどで原因がはっきりしないことも多くあります。肩内転位や内旋位では上腕骨頭と肩峰間に腱板が挟まれ圧迫されやすくなりますが、腱板断裂の明らかな原因とは断定できない状況です。腱板断裂の原因は腱板の変性がもとにあり、さまざまな外傷や負担が加わり発症することが多いと考えられます。断裂部位は棘下筋腱が最も多く、複数の腱が合併して損傷を受けることも多くあります。大結節や棘下筋に圧痛を認め、発症3週間ほどで棘下筋・棘上筋などに筋萎縮がみられるようになります。疼痛誘発テストでは棘上筋テスト（SSPテスト）、棘下筋テスト（ISPテスト）、肩甲下筋テスト（lift offテスト）が陽性となります。他に、他動的に挙上させた上肢の手を離すと落下してしまうdrop arm sign（ドロップ　アーム　サイン）などもみられます。X線検査では肩峰骨頭間距離（acromiohumeral interval：AHI）（アクロミオヒューメラル　インターバル）が狭小化したり、骨棘形成や肩峰の関節面化などが観察されます。関節造影検査、MRI、超音波検査にて画像的に完全断裂、不全断裂（関節面断裂、腱内断裂、滑液包面断裂）の所見が診断されます。

3）治　療

　日常動作での痛みや動作障害が少ない場合、手術適応外の症例に保存的治療が行われます。除痛と拘縮予防が主な目的であり、消炎鎮痛薬の投与やヒアルロン酸製剤、ステロイド薬の注射が行われます。リハビリテーションでは、腱板の代償機能の訓練と関節可動性の維持、改善が大切となります。手術適応の症例では、種々の手術により良好な結果を認めています。手術の目的は、断裂腱板を修復すること、肩前方の除圧、そして肩関節拘縮の改善が重要となります。手術後のリハビリテーションも大切であり、予後を大きく左右する影響もありますので計画的に継続的に行うことが必要です。

2. その他の鑑別すべき疾患

a 肩手症候群

1）症　状

　肩の痛みと動作制限が出現し、五十肩と似たような症状にあわせて同側の手指に痛みや腫脹を伴います。病期が進むと肩関節拘縮や手指の冷感、爪の栄養障害などがみられます。

2）診　断

　病態は反射性交感神経性ジストロフィーの一種であり、causalgia（カウザルギー）やSudeck（ステック）骨萎縮と同様の状態です。X線検査でも、上腕骨頭や手指関節近傍に骨萎縮像が認められます。交感神経の緊張した状態が続くので血流障害をきたし、Raynaud（レイノー）現象や手爪の変形などが起こります。

3）治 療

初期段階では消炎鎮痛薬の投与や介助による他動運動で緊張をほぐし，血流改善を促します．ときにはステロイド薬の点滴も有効です．また，星状神経節ブロックや肩甲上神経ブロックも有効とされています．その後の治療は温熱治療や運動療法が主となります．

ⓑ 頚部神経根症

肩周囲を動かす筋肉への神経は，主に頚椎の第 5〜8 胸椎第 1 神経前枝からきています．C5〜6，C6〜7 間の椎間板変性により第 5〜6 神経は障害を受けることが多くありますが，この神経は上部神経幹から経由して棘上筋・棘下筋に分布するため，肩の挙上動作に大いに影響します．特に Keegan 型の障害では，脊髄前根もしくは前角が選択的に障害され，知覚障害より運動障害の症状が強く現れるので注意が必要です．

ⓒ 糖尿病による肩拘縮

糖尿病患者の場合，手指の皮膚変化と屈曲拘縮にあわせて肩関節拘縮がみられることがあります．発生頻度は 10〜20% であり，両側性に発症し局所圧痛などの所見は少ないようです．保存的治療の効果は少ないようで，糖尿病による慢性炎症が基礎にあり，肩局所炎症から産生されるサイトカインと筋組織におけるインスリン抵抗性低下と関係して何らかの影響があると疑われる，との報告もあります．肩の炎症が改善されると血糖コントロールもよくなる，とされています．

ⓓ 甲状腺疾患

甲状腺機能亢進症，機能低下症どちらでも肩関節拘縮を起こすことがあります．機能障害による筋肉痛は以前より認められていますが，関節拘縮への作用は明らかではありません．機能障害の改善により肩関節の可動性もよくなるようです．

ⓔ 胸部腫瘍によるもの

Pancoast 腫瘍は肺尖部（鎖骨の裏側あたり）に発生した肺がんが胸壁へ浸潤して広がる腫瘍の総称です．この浸潤した腫瘍の影響により尺骨神経支配の上肢に痛みをきたし，肋間神経が侵され胸や肩に痛みを認めたり，同側の目の瞳孔が小さくなるなどの Horner 症候群をきたすことがあります．肺尖部のがんは呼吸症状が少なく，X 線検査でも発見しにくいことも多くあります．経過が不自然な五十肩では，一度呼吸器内科で診察を受けることも大切です．

（小島隆史）

引用文献

1) 信原克哉：肩―その機能と臨床．第3版，医学書院，2001：162
2) 安達長夫，他：五十肩の輪郭・病因論．日本整形外科学会雑誌 1987；**61**：S509-S510
3) 熊谷　純，他：五十肩（凍結肩）の関節鏡所見および生検組織所見．整形・災害外科 1994；**37**（13）：1561-1568
4) 衛藤正雄，他：肩関節周囲炎における Scapulo-humeral rhythm．肩関節 1988；**12**（2）：138-142
5) 信原克哉：プラクティカルマニュアル―肩疾患保存療法．金原出版，1997
6) 三森甲宇，他：肩関節周囲炎に及ぼす頚椎因子の検討．肩関節 1997；**21**（2）：357-360

Column 3：画像診断

　まず，X線撮影で脱臼や骨折や変形性肩関節症などの骨・関節疾患をスクリーニングし，次にMRIや超音波，関節造影で腱板断裂や腱板疎部損傷を見極め，さらに必要であれば，関節鏡でインピンジメント症候群や関節唇損傷程度の確定診断を行います．

単純X線撮影

　肩関節裂隙の狭小化はなく，骨頭と関節窩とのアライメントの変化も認めません．大結節に限局した硬化像，もしくは骨萎縮，嚢胞像では腱板断裂を疑う必要があります．

関節造影

　肩甲下滑液包の閉塞，関節包下部の縮小，関節包全体の容積の縮小などの所見がみられます．

MRI（核磁気共鳴画像法）

　肩関節内外の滲出液貯留像がみられます．また発症初期には上腕二頭筋長頭腱周囲の貯留像が多くみられます．

超音波

　非侵襲的で，肩関節やその周辺の構成体の動的な評価ができる点で優れていますが，五十肩においては診断を目的とするよりも，腱板損傷などの鑑別疾患の除外目的で有用されます．

関節鏡

　全身の機能改善を目的とする理学療法や正確な注射療法を行っても効果がない場合，関節鏡による治療的診断を行います．関節鏡視下の所見としては，関節腔が狭くなっており，関節唇，上腕二頭筋長頭付着部の表層が充血しています．滑膜は発赤し易出血性であり，上関節腔や肩甲下滑液包付近で増殖しています．

（浅川未来・山本良彦）

第3章

評　価

A 痛みの評価

　痛みは，仕事，運動，家事，睡眠などの日常生活において大きな阻害因子となります．また，痛みは主観的な表現となるため，心理的・社会的側面も含めて，全体として客観的に評価することが必要となります．

1. 痛みに対する評価項目

　主な評価としては，問診，視診，触診，運動検査などがあります．

ⓐ 問　診
- いつから痛いのか，およびこれまでの経過
- 考えられる原因はあるか，外傷はあるか
- 痛みの部位，性質，程度
- 安静時の痛みの有無
- 痛みが出現する姿勢，動作
- 夜間痛の有無
（問診においては，ペインスケールの利用も有効です）

ⓑ 視　診
- 姿勢のチェック
- 痛みのある部位の炎症，腫脹の確認

ⓒ 触診および運動検査
- 関節可動域（end feel エンドフィール など）
- 動作時の痛みの部位や程度
- 筋力
- 圧痛

ⓓ 痛み日誌の利用など
　日常の生活で感じている主観的な痛みを患者自身が記録したもので，情報の共有にも役立つ．

2. ペインスケール

　一言で「痛い！」といっても，少しだけ痛いのか，それとも耐え難いほどの痛みを感

じているのか，痛みの感じ方や強さには大きな幅があります．痛みの強さを数値化することで客観的に評価する方法として，ペインスケールがあります．痛みの経時的変化を評価するためにも有効です．ペインスケールには，いくつかの代表的な評価方法があります．

a numerical rating scale（NRS）（図1）

全く痛みのない状態を「0」，最大の痛みを「10」として，いま感じている痛みの点数を聞く方法です．日本のペインクリニックでは，一番多く用いられています．

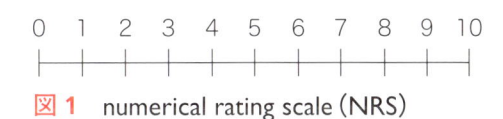

図1　numerical rating scale（NRS）

b visual analogue scale（VAS）（図2）

10 cm の直線を引き，一番左端 0 cm を「痛みなし」，一番右端を「想像しうる最悪の痛み」とします．いま感じている痛みの強さに近い位置に印をつけてもらいます．

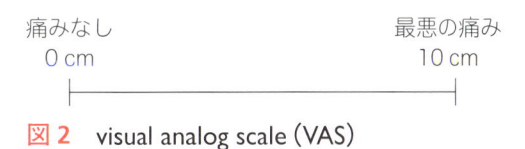

図2　visual analog scale（VAS）

c verbal rating scale（VRS）

下記の5段階の言葉のなかから，痛みの強さを選択してもらいます．
「なし」　「軽度」　「中等度」　「高度」　「極度」

d face pain scale（FPS）（図3）

「全く痛みのない状態」から「想像しうる最悪の痛み」までを6段階に分け，それを顔の表情で表現してあります．いまの気持ちに近い表情を選んでもらいます．

小児や高齢者によく使われますが，顔の表情は，痛みだけでなく不安や疲れなどといった，そのときの精神状態の影響も受けやすいため，注意が必要です．

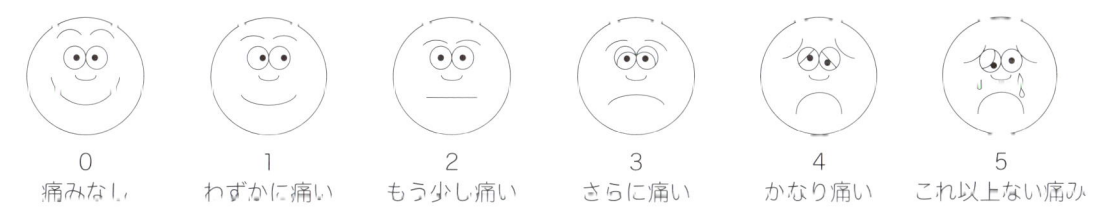

0	1	2	3	4	5
痛みなし	わずかに痛い	もう少し痛い	さらに痛い	かなり痛い	これ以上ない痛み

図3　face pain scale（FPS）
（Whaley L, et al.：Nursing care of infants and children. 3rd ed. St Louis：The CV Mosby Company, 1987）

3. 痛み日誌

日常の生活で感じている痛みをより正確にセラピストに伝え，情報を共有するため

図4 痛み日誌

に，痛み日誌をつけるという方法があります（図4）．また，痛みが長期化し慢性痛を伴う場合，治療場面において痛みの訴えばかりが先行してしまうことがあります．そのような場合に，痛み日誌を利用して治療効果を確認することで，治療へのモチベーションを高めたり，痛みに対する負のスパイラルを断ち切るように促していくことが可能となります．

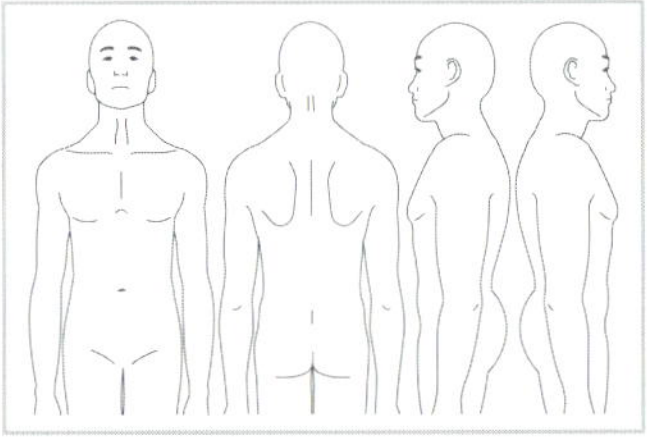

> **新人セラピストへのアドバイス**
>
> **慢性痛のリハビリテーション**
>
> 　慢性痛とは，痛みの原因が治癒しているにもかかわらず，持続する痛みのことをいいます．痛みの経験を繰り返したことにより，脳内の感覚系に歪みが生じてしまい，症状が落ち着いているにもかかわらず，痛みの感覚だけが残ったままとなってしまいます．
>
> 　そのため，慢性痛がある場合，二次的に日常の活動が低下することで，痛みの部位以外の硬さや筋力低下などといった全身の不調につながることもみられます．
>
> 　慢性痛のリハビリテーションでは，痛みを訴える局所の治療のみならず，できる範囲での全身運動や積極的な日常生活動作を取り入れることで，生活の質（QOL）の向上を目指していくことが重要となります．

4. 患者立脚肩関節評価法：Shoulder 36

2011 年に日本整形外科学会および日本肩関節学会により作成された評価法に，「患者立脚肩関節評価法：Shoulder 36」があります（図 5）．これは，36 項目の質問に対して患者自身が重症度を 5 段階（0〜4）の点数で答えるものです．精神的な影響を防ぐため，回答は医師などの医療関係者の面前では行わないようにします．

日本整形外科学会・日本肩関節学会

患者立脚肩関節評価法 Shoulder 36 (V 1.3)

回答日：20　　年　　月　　日

名前（　　　　　　　　　　　　）　　年齢（　　歳）

以下の（　　）のどちらかを○で囲んでください。

性別（ 男性 ・ 女性 ）　あなたの効き手は（ 右 ・ 左 ）側。
患側（悪い肩） は、（ 右肩 ・ 左肩 ・ 両肩 ）。
両肩とも正常でない場合は、今回どちらの肩について評価するかを決めてください。
今回は、（ 右肩 ・ 左肩 ）について回答します。（両肩とも悪い場合は、左右の肩それぞれについて、別個の質問票にお答えください。）
診断名（　　　　　　　　　　　　）

現在のあなたの患側の肩の状態を評価するために、以下の36項目の質問にお答えください。
重症度５段階（０〜４）の点数で答えていただきます。値が大きいほど良好な状態であることを示します。医師など医療関係者の面前ではアンケートに回答しないようにしてください。

各質問項目が、

困難なく出来る場合は	4
やや困難だが出来る場合は	3
困難だが何とか自分で出来る場合は	2
かなり困難または他人の助けを借りないと出来ない場合は	1
全く出来ない場合は	0

を各項目の右の（ 4・3・2・1・0 ）のいずれかひとつを選び○で囲んで下さい。

普段行わない項目内容については、行った場合を想像した上でご記入下さい。
項目内容がよく理解できない場合は、他のアンケート項目にお答えになった後に、医師（または担当者）にお聞きください。（極力回答してください。しかし、どうしても答えられない項目は無理に回答しなくて結構です。）

※　本評価法を許可なく変更して使用することを禁ずる。　（コピー使用可）
1

日本整形外科学会・日本肩関節学会

記入例　　　　　　　　　　回答例
質問）　靴下をはく　　　（ 4・③・2・1・0 ）
それでは、以下の 36 の質問にお答えください。　　回　答

1. 自宅での日常生活活動をする （ 4・3・2・1・0 ）
2. 目の高さで新聞を大きく広げる （ 4・3・2・1・0 ）
3. 患側の手でズボンの後ろポケットに手をのばす （ 4・3・2・1・0 ）
4. ジャケットの袖に患側の腕を通す （ 4・3・2・1・0 ）
5. セーターを頭からかぶって着る （ 4・3・2・1・0 ）
6. 衣服を脱ぐ （ 4・3・2・1・0 ）
7. ジャケットをハンガーにかける （ 4・3・2・1・0 ）
8. 頭の後ろで両手を組む （ 4・3・2・1・0 ）
9. 両手で洗顔をする （ 4・3・2・1・0 ）
10. 自分で髪をとかす （ 4・3・2・1・0 ）
11. 患側の手で反対側のわきの下を洗う （ 4・3・2・1・0 ）
12. 患側の手でシャワーヘッドを持って全身くまなく水を浴びる （ 4・3・2・1・0 ）
13. タオルの両端をもって患側の手を上にして背中を洗う （ 4・3・2・1・0 ）
14. 両手で雑巾（タオル）を絞る （ 4・3・2・1・0 ）
15. お盆（トレー）でスープの入った皿を運ぶ （ 4・3・2・1・0 ）
16. テーブル上の調味料（醤油、食塩、コショウなど）を患側の手を伸ばしてとる （ 4・3・2・1・0 ）
17. 食事をする （ 4・3・2・1・0 ）
18. エプロンのひもを後ろで結ぶ （ 4・3・2・1・0 ）
19. 皿をスポンジで洗う （ 4・3・2・1・0 ）
20. 患側の手で頭より上の棚に皿を置く （ 4・3・2・1・0 ）

※　本評価法を許可なく変更して使用することを禁ずる。　（コピー使用可）
2

日本整形外科学会・日本肩関節学会

21. 患側の手で、水がいっぱい入ったやかんを持つ （ 4・3・2・1・0 ）
22. 拍手を 10 回する （ 4・3・2・1・0 ）
23. 両手を挙げて背伸びをする （ 4・3・2・1・0 ）
24. 患側を下にして寝る （ 4・3・2・1・0 ）
25. 十分な睡眠がとれる （ 4・3・2・1・0 ）
26. 過去 1 週間疲れなく過せた （ 4・3・2・1・0 ）
27. 両手を横に水平に挙げ 1 分間保つ （ 4・3・2・1・0 ）
28. 左右の手を前後に振って歩く （ 4・3・2・1・0 ）
29. 日常生活で、普段患側（悪い方）を使って行うことを、健側（良い方）を使わずに出来る （ 4・3・2・1・0 ）
30. [illegible] （ [illegible] ）
31. 自宅近くでの買い物をする （ 4・3・2・1・0 ）
32. 傘（ワンタッチでないもの）を患側の手で開く （ 4・3・2・1・0 ）
33. バスや電車を利用する （ 4・3・2・1・0 ）
34. 患側の手でバスや電車のつり革につかまる （ 4・3・2・1・0 ）
35. レクリエーションレベルの運動で肩（上肢）を使う （ 4・3・2・1・0 ）
36. 競技レベルの運動で肩（上肢）を使う （ 4・3・2・1・0 ）

アンケートは以上で終了です。ありがとうございました。以下は記入不要です。

評価

ドメイン	疼痛	可動域	筋力	健康感	日常生活動作	スポーツ能力
点数						

※　本評価法を許可なく変更して使用することを禁ずる。　（コピー使用可）
3

図 5　患者立脚肩関節評価法（Shoulder 36 V1.3）
（本評価票は日本整形外科学会および日本肩関節学会の著作物であり，ここでは当該学会の許可を得て転載しました．なお，この PDF ファイルは日本肩関節学会ホームページ http://www.j-shoulder-s.jp/downroad/pdf/001.pdf より閲覧可能です．日本整形外科学会会員以外の方が使用する場合は，日本整形外科学会の許諾を得る必要があります．）

（伊藤まどか）

B 肩関節の可動域の評価

1. 肩関節の運動方向および参考可動域

　肩関節は人間の身体で最も自由度の高い関節で，大きな可動性をもっています．**表1**[1)]に肩甲帯，肩関節の運動方向，参考可動域を表記しますが，関節可動域は，年齢，性，測定肢位などによっても違いがありますので，それらを考慮する必要があります．

> **新人セラピストへのアドバイス**
>
> 肩関節の挙上，回旋について
> - 上肢の挙上を計測しただけでは，肩甲骨の動きと肩甲上腕関節の動きが混在してしまいます．そこで，肩甲骨の肩甲棘と上腕骨との角度を計測し，肩甲上腕関節の可動範囲を計測します．
> - 肩関節の回旋可動域に関しては，円背傾向か，またはそれに伴う肩甲骨の外内転，肩甲骨の傾きなどにより，大きな差が生じてしまいます．そのため，肩甲骨の位置に左右されることのない評価が必要であり，その基準となるのが肩甲骨面(scapular plane／スキャプラ プレーン)です．肩甲骨の傾きに対して，肘関節を90°屈曲位にしたとき前腕が垂直になる位置が，内外旋中間位となります．

2. 肩関節回旋

　肩関節回旋は痛みの訴えや運動制限が生じやすく，より詳細な評価が必要となります．肩関節回旋は第1肢位，第2肢位，第3肢位の各肢位において，筋，関節包，靱帯などの評価をすることが有効です．
　各肢位における回旋時に伸張される軟部組織を**表2**[2)]にまとめました．なお，肩関節の回旋肢位について，以下に概説します(**図6**)
①第1肢位(1 st position)：肘関節を90°屈曲した肢位
②第2肢位(2 nd position)：第1肢位から肩関節を90°外転した肢位
③第3肢位(3 rd position)：第2肢位から90°水平内転した肢位

3. 他動運動の抵抗感 (end feel)

　他動運動では，最終可動域まで達する前に抵抗感があり，その後に最終可動域まで達することがあります．このときの抵抗感を「end feel」といいます．end feelと痛みの関係から病態を推察することも可能です．

表1 肩甲帯・肩の関節可動域

部位名	運動方向	参考可動域角度	基本軸	移動軸	測定肢位および注意点	参考図
肩甲帯 shoulder girdle	屈曲 flexion	20	両側の肩峰を結ぶ線	頭頂と肩峰を結ぶ線		
	伸展 extension	20				
	挙上 elevation	20	両側の肩峰を結ぶ線	肩峰と胸骨上縁を結ぶ線	前面から測定する.	
	引きさげ（下制） depression	10				
肩 shoulder（肩甲帯の動きを含む）	屈曲（前方挙上） flexion (forward elevation)	180	肩峰を通る床への垂直線（立位または座位）	上腕骨	前腕は中間位とする. 体幹が動かないように固定する. 脊柱が前後屈しないように注意する.	
	伸展（後方挙上） extention (backward elevation)	50				
	外転（側方挙上） abduction (lateral elevation)	180	肩峰を通る床への垂直線（立位または座位）	上腕骨	体幹の側屈が起こらないように，90°以上になったら前腕を回外することを原則とする.	
	内転 adduction	0				
	外旋 external rotation	60	肘を通る前額面への垂直線	尺骨	上腕を体幹に接して，肘関節を前方90°に屈曲した肢位で行う. 前腕は中間位とする.	
	内旋 internal rotation	80				
	水平屈曲（水平内転） horizontal flexion (horizontal adduction)	135	肩峰を通る矢状面への垂直線	上腕骨	肩関節を90°外転位とする.	
	水平伸展（水平外転） horizontal extension (horizontal abduction)	30				

〔日本リハビリテーション医学会：関節可動域表示ならびに測定法. リハ医学 1995；32：207-217〕

第 3 章　評　価

表 2　各肢位における回旋時に伸張される軟部組織

		第 1 肢位 外旋	第 1 肢位 内旋	第 2 肢位 外旋	第 2 肢位 内旋	第 3 肢位 外旋	第 3 肢位 内旋
棘上筋	前部	○					
	後部		○				
棘下筋	上部		○				
	下部				○		
小円筋							○
肩甲下筋	上部	○					
	下部				○		
大円筋						○	
腱板疎部		○					
烏口上腕靱帯		○					
上関節上腕靱帯		○					
前下関節上腕靱帯				○			
中関節上腕靱帯				○			
後下関節上腕靱帯							○
前上方関節包		○					
前下方関節包				○		○	
後上方関節包			○				
後下方関節包					○		○

〔赤羽根良和：肩関節拘縮の評価と運動療法，運動と科学の出版社，2014：234〕

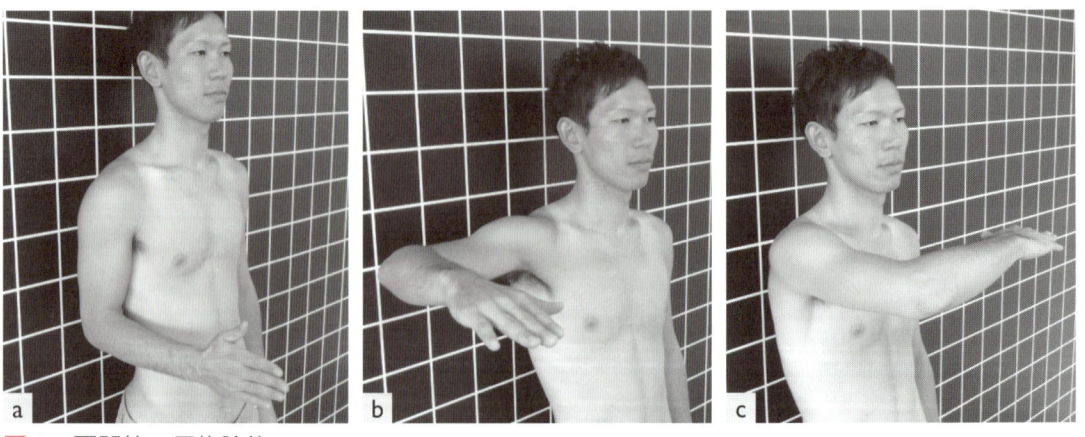

図 6　肩関節の回旋肢位
a：第 1 肢位，b：第 2 肢位，c：第 3 肢位

ⓐ 五十肩の経過に伴う end feel

1) 急性期（freezing phase）

　この時期は，炎症やそれに伴う腫脹により関節内圧が上昇した状態となっていることも多くみられます．そのため，わずかな動きに伴い強い痛みが生じてしまい，痛みと end feel から原因となる障害部位を推察することは困難です．

　この時期の end feel は，痛みを防御するために運動初期に出現し，動かされるとすぐに運動が止まります．または運動初期に硬さが現れ，最終域にいくほど増強する，もしくは可動域を通して抵抗があります．

2) 慢性期（frozen phase）

　この時期は，炎症部や障害部位への直接的なストレスが加わる運動により痛みが生じます．そのため，痛みと end feel の関係から障害部位を推察していくことが重要となります．end feel の原因として，以下のようなことが考えられます．

①関節包や靭帯などの軟部組織の伸張性の低下が原因の場合
　end feel と同時に痛みが出現します．
②関節唇の損傷が原因の場合
　やや硬い感じの end feel が急に現れ，痛みと運動制限が起こります．
③筋肉や腱の癒着などによる伸張痛の低下が原因の場合
　可動域終末の抵抗感とともに痛みが出現し，伸張の強さに応じて痛みも増減します．

3) 緩解期（thawing phase）

　この時期は，関節内の炎症はほぼ消失していますが，関節包の柔軟性の低下や筋肉の短縮は残存していることが多いです．そのため，滑らかで抵抗のない運動の後で急に硬い感じの end feel を生じます．または，痛みを感じるものの，心地よい伸張痛となる場合も多くみられます．

（伊藤まどか）

🔔 新人セラピストへのアドバイス

疼痛治療における心理的影響

　痛みは心理的な影響も強く，それにより防御的な筋攣縮（spasm）が出現することもあります．この場合，可動域終末での抵抗感は生じず，その時々により痛みの場所，強さなどにも変化がみられます．

　治療場面において，リラックスできる環境をつくる，笑いを伴う会話をすることなどにより，運動範囲，痛みの変化などがみられる場合は，心理面での影響も考慮する必要があります．

C 筋の評価

1. 筋の硬さ：筋が原因となる可動域制限（表3）

肩関節障害がある場合，軟部組織のなかでも筋の障害は可動域の制限や痛みなどの原因となります．筋による可動域制限がある場合，その原因は筋攣縮（spasm）か筋短縮（shortening）の2つに大きく分類されます．この2つの原因の鑑別は，適切な治療を行ううえでも重要です．

2. 筋 力

五十肩における筋力を評価する場合，肩周囲の筋力のみにとらわれずに，全身の状態を観察する必要があります．

肩関節を安定して動かすためには，肩甲骨の固定と可動が必要となり，そのためには胸椎の伸展や胸郭の柔軟性，骨盤の運動性等が重要となります．また，姿勢や運動は下肢の影響も強く受けるため，全身の評価が必要となります．

ⓐ 姿勢を安定させるために必要な筋
- 腹横筋，骨盤底筋，横隔膜などの腹腔内圧を高めることに作用する深層の筋
- 多裂筋，後鋸筋などの胸椎伸展や肋骨の挙上などに作用する深層の筋
- 殿筋群，表層の背筋群，腹筋群などの体幹を安定させ，骨盤の前後傾のバランスを保つことに作用する筋
- 下肢の筋

ⓑ 肩甲骨の固定と可動に必要な筋
肩甲骨の運動方向と，その際に作用する筋について図示しました（図7）．

表3 筋攣縮と筋短縮

	筋攣縮（spasm）	筋短縮（shortening）
生理的機序	脊髄反射障害	筋実質の伸長障害，筋膜の線維化
圧痛所見	有	無
筋の緊張	筋弛緩位での緊張：高い 筋伸長位での緊張：さらに高い	筋弛緩位での緊張：低い 筋伸長位での緊張：高い
筋力	低下	正常
治療	リラクゼーション	ストレッチ

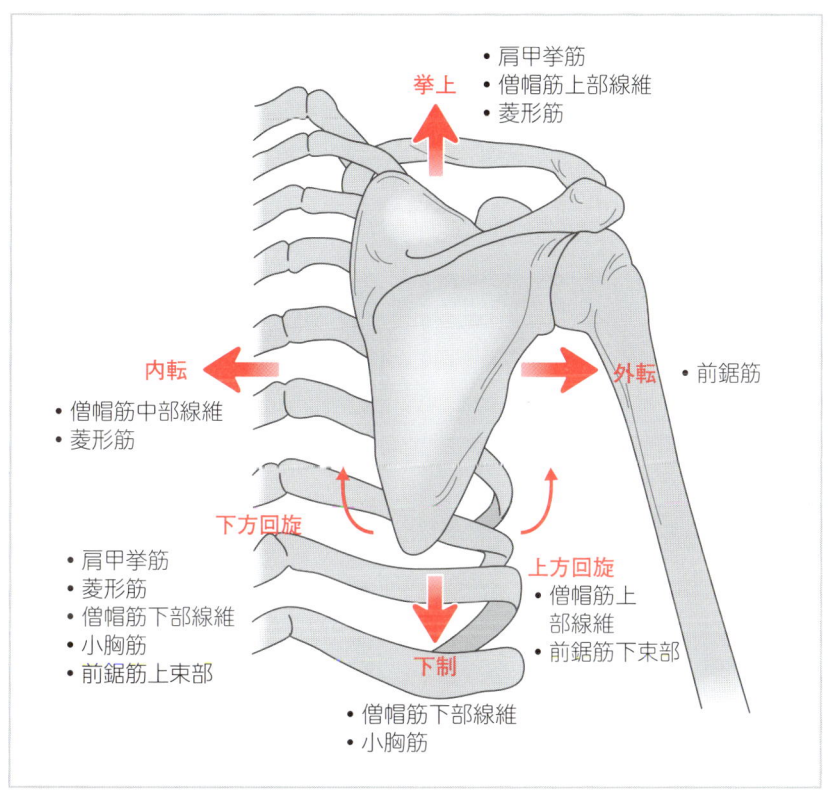

図7　肩甲骨の運動と作用する筋

c 腱板機能

　回旋筋腱板（棘上筋，棘下筋，肩甲下筋，小円筋の総称）は，肩甲上腕関節の安定性と運動性に重要な役割を果たしています．回旋筋腱板は，骨頭を関節窩に引きつけ，肩関節にさまざまな力がかかった場合にも，それを安定化させる方向に働いています．表在筋の過剰な収縮による骨頭の偏位を防ぎ，スムーズな動きや関節を安定させる働きをします．

　腱板機能の評価では，内・外旋の肢位を変えて検査します．また，筋力のみではなく，可動域や痛みなどの評価もあわせて行う必要があります．筋力がないのか，痛みのために力を出すことができないのかを確認することは重要です．

　強い抵抗をかけての筋力評価は，三角筋などの代償や関節への強い負担をかけ，痛みを増悪させる結果にもなりかねません．評価する筋がしっかり収縮しているかどうかの確認が大切で，そのためには等尺性抵抗運動検査が有効です．

3. 圧　痛

　筋の圧痛を評価することで，筋の硬結部位や炎症を把握できます．圧痛は，筋腱移行部，関節付近，付着部（烏口突起，大結節，小結節など）付近に多くみられます．
　筋の圧痛好発部位を図8，図9に示しました．

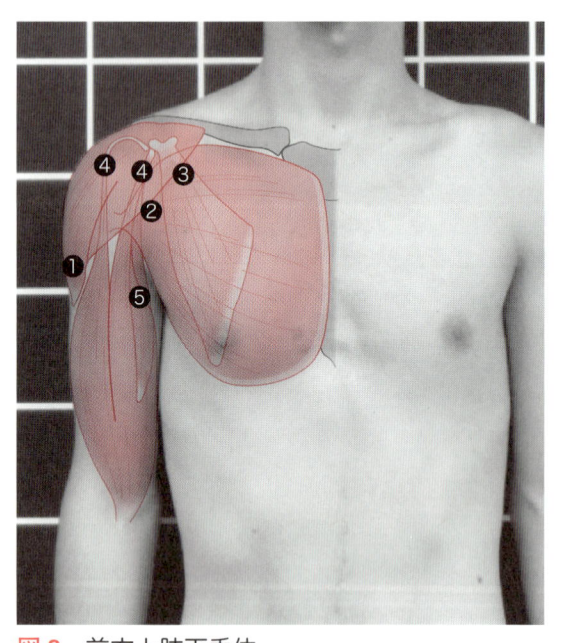

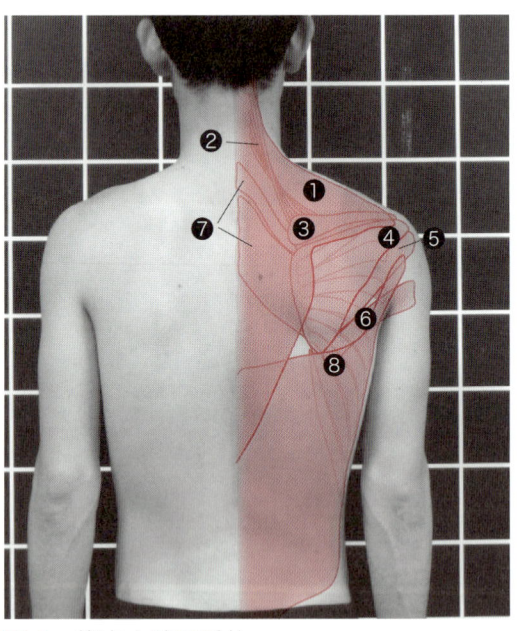

図8　前方上肢下垂位
❶三角筋，❷大胸筋，❸小胸筋，❹上腕二頭筋，❺烏口腕筋

図9　後方上肢下垂位
❶僧帽筋，❷肩甲挙筋，❸棘上筋，❹棘下筋，❺小円筋，❻大円筋，❼菱形筋，❽広背筋

（伊藤まどか）

D 姿勢の評価

1. 全体像

立位，または座位で，前方，後方，側方から姿勢を観察します．

a よい姿勢とは

理想的な頚椎前彎，胸椎後彎，腰椎前彎のカーブが認められ，左右の足部に同等の荷重が可能です．理想的立位姿勢について，前方，後方，側方のそれぞれを図10～12に示しました．

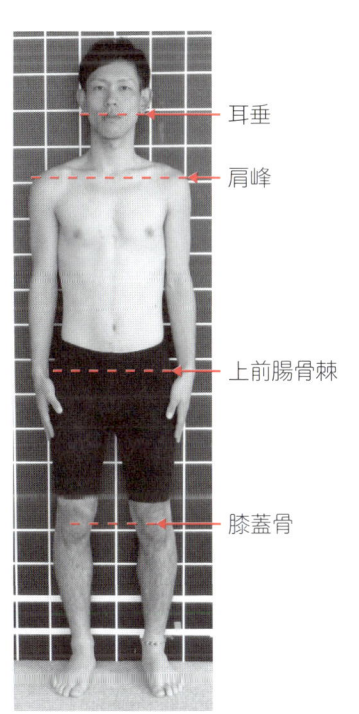

図10 理想的立位姿勢（前方からの姿勢）
図中のランドマークの高さが左右で水平位となる．

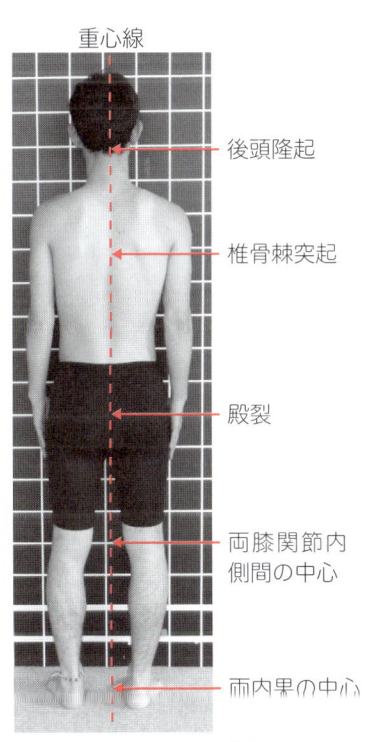

ラベル：耳垂，肩峰，上前腸骨棘，膝蓋骨

図11 理想的立位姿勢（後方からの姿勢）
図中のランドマークが重心線上で一直線となる．

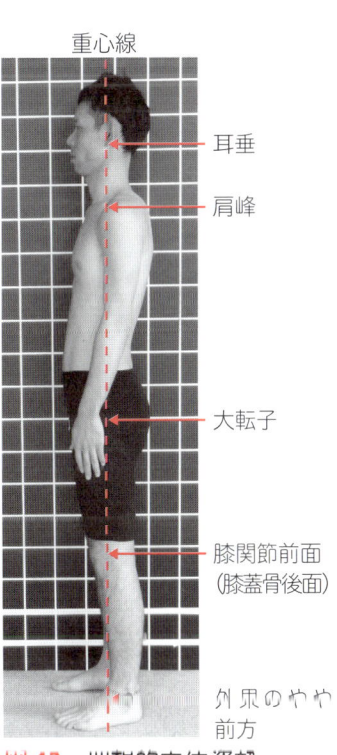

ラベル：重心線，後頭隆起，椎骨棘突起，殿裂，両膝関節内側間の中心，両内果の中心

図12 理想的立位姿勢（側方からの姿勢）
図中のランドマークが重心線上で一直線となる．

ラベル：重心線，耳垂，肩峰，大転子，膝関節前面（膝蓋骨後面），外果のやや前方

ⓑ 不良姿勢のパターン

1) 骨盤前傾（そり腰タイプ）（図13）

骨盤前傾により，腰椎前彎，胸椎後彎し，頸椎は過伸展します．それにより肩甲骨が外転し，その結果，肩関節の運動制限が生じます．

〈原　因〉
① 腹筋群の筋力低下
② 腰背筋群の過緊張，それに伴う短縮
③ 股関節屈筋群（大腿四頭筋，大腿筋膜張筋）の過緊張，それに伴う短縮

2) 骨盤後傾（sway back タイプ）（図14）

骨盤後傾により腰椎前彎が減少し，胸椎後彎が起こります．頭部は前方に偏位し，股関節，膝関節は屈曲位となりやすいです．それにより肩甲骨が外転し，その結果，肩関節の運動制限が生じます．

〈原　因〉
① 腹筋群の筋力低下
② 殿筋群の筋力低下
③ ハムストリングス（hamstring）（大腿の後面にある膝関節屈筋群で，大腿二頭筋，半膜様筋，半腱様筋を指す）の短縮
④ 腸腰筋，大腿四頭筋，大腿筋膜張筋の遠心性過緊張

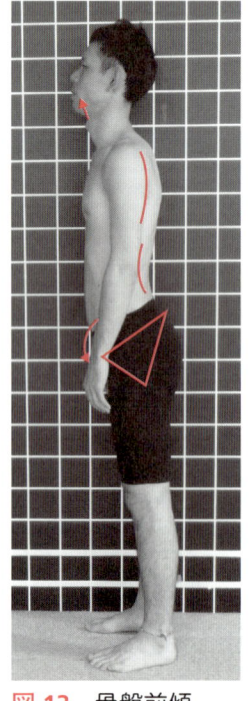

図13　骨盤前傾（そり腰タイプ）

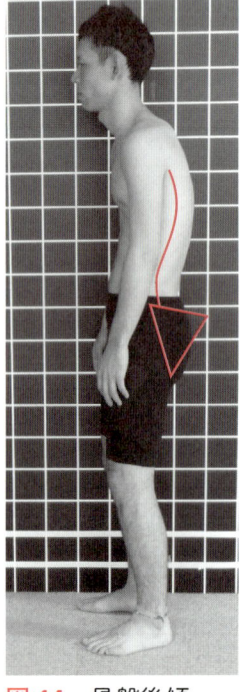

図14　骨盤後傾（sway back タイプ）

2. 肩関節障害の姿勢

肩関節障害の姿勢の評価では，肩甲骨の位置，頚椎，胸椎のアライメントを中心に観察することが重要です．

ⓐ 前方からの姿勢の観察（図 15）

前方からは，肩の高さ，鎖骨の傾斜角度などの左右差を確認します．

肩関節障害がある場合，肩の高さが低く，鎖骨は水平位となっていることが多いです．また，肩甲骨の下制，前方傾斜により，肩甲帯が前方に出た姿勢となることもあります．

ⓑ 側方からの姿勢の観察（図 16）

側方からは，頭部（耳垂）と肩甲骨の位置，頚椎，胸椎のカーブを観察します．

肩関節障害がある場合，耳垂は肩峰より前方になり，頚椎は前彎減少，胸椎は後彎しています．肩甲骨は，外転，下方回旋位となり，上腕骨頭は前方に偏位した姿勢となります．また，亜脱臼を起こしている場合には，上腕骨頭が下方に落ち込んでいます．

ⓒ 後方からの姿勢の観察

後方からは，筋肉の萎縮（棘上筋，棘下筋，僧帽筋など），肩関節と肩甲骨の位置関係や肩甲上腕リズムなどを観察します．

1）肩甲挙筋，僧帽筋，上部線維などの過剰収縮がある場合（図 17）

上肢下垂位では肩甲骨は上方偏位と下方回旋が生じ，上肢挙上位では肩甲骨はさらな

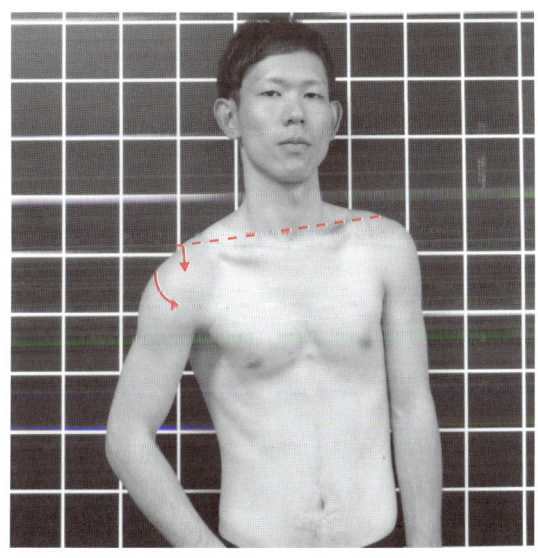

図 15　肩関節障害の姿勢（前方からの観察）

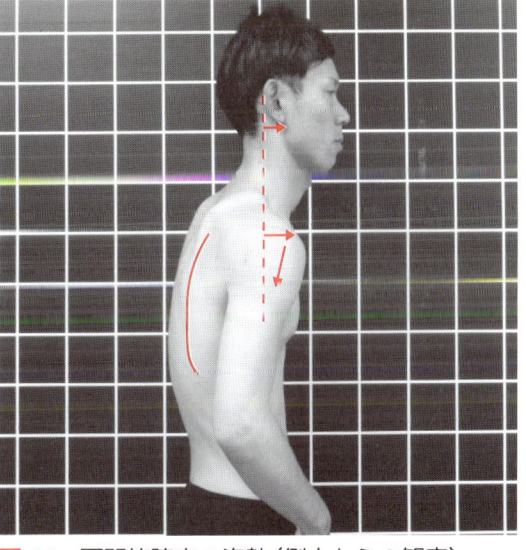

図 16　肩関節障害の姿勢（側方からの観察）

る上方偏位と過剰な上方回旋がみられます．

2) 烏口肩峰靱帯，腱板疎部，上腕二頭筋長頭腱などの拘縮がある場合（図18）

上肢下垂位では肩甲骨は下制，外転，下方回旋が生じ，上肢挙上位では肩甲骨の過剰な挙上と外転，上方回旋不足がみられます．その結果，肩甲上腕関節の運動に影響を与え，インピンジメントの原因となります．

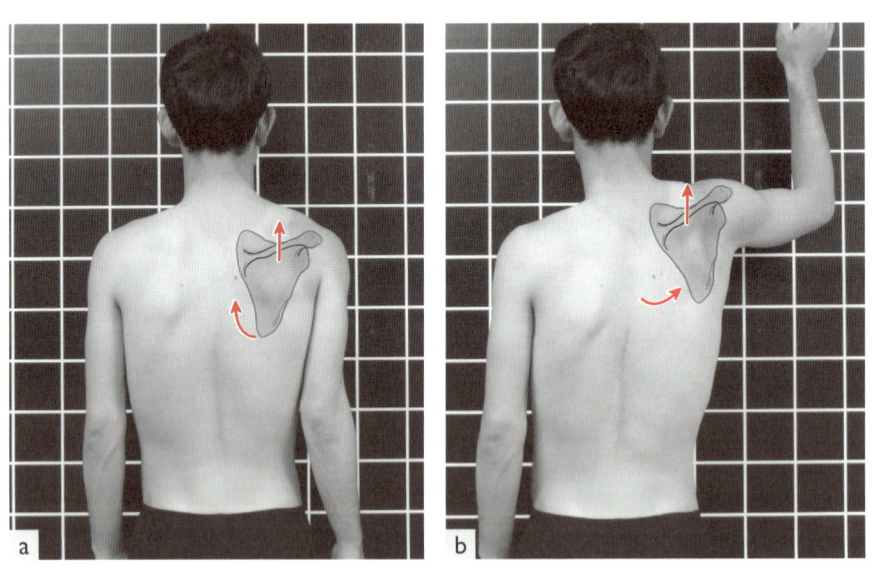

図17 肩関節障害の姿勢（後方からの観察①）
a：上肢下垂位，b：上肢挙上位

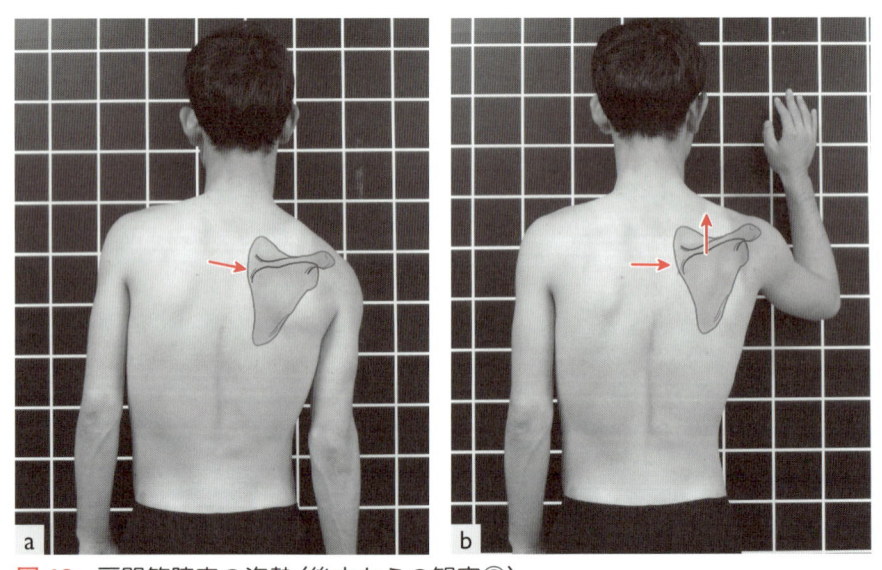

図18 肩関節障害の姿勢（後方からの観察②）
a：上肢下垂位，b：上肢挙上位

D　姿勢の評価

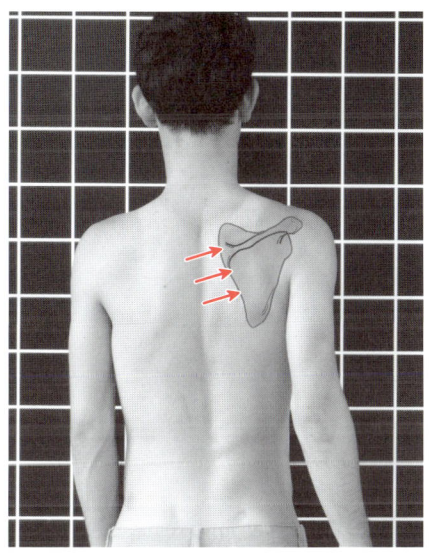

図19　肩関節障害の姿勢（後方からの観察③）

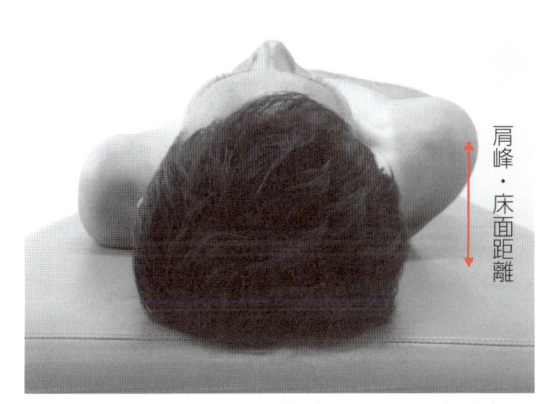

図20　肩関節障害の姿勢（上方からの観察）

3）前鋸筋の機能不全がある場合（図19）
　前鋸筋によって肩甲骨を胸郭に引きつけておくことができないので，肩甲骨内側縁が浮き上がった翼状肩甲が生じます．

4）腱板断裂がある場合
　断裂により棘上筋，棘下筋が作用できないため，棘上筋，棘下筋の萎縮がみられます．

d 上方からの姿勢の観察（背臥位にて）（図20）
　上方からは，肩峰から床面までの距離を観察します．
　肩関節障害がある場合では，肩甲骨の外転により肩峰・床面距離は増大しています．

（伊藤まどか）

E 代表的な肩関節の徒手検査法

　五十肩を疑う場合や他の疾患との鑑別をするときに行う代表的な徒手検査法です．これによって痛みの部位や痛みの程度を確認します．患側だけではなく痛みのない健側にも行って，関節可動域や筋力さらには関節から発せられる音などを比較することが必要です．

　検査法の多くが痛みを誘発するので，実施については十分注意する必要があります．

1. 棘上筋テスト（SSPテスト）（図21）

- テスト方法：肩関節を外転・内旋位とし親指を下に向け，肘関節を伸展させたまま検査者が加える抵抗に逆らって上肢を側方に挙上させる．
- 陽性：痛みが出現し，肩に力が入らなくなる．
- 疑われる疾患：棘上筋腱の障害，腱板断裂，腱板炎など．

2. 棘下筋テスト（ISPテスト）（図22）

- テスト方法：腋を閉じたまま肘を90°に屈曲し，検査者が加える抵抗に逆らって肩関節を外旋し前腕を外に開く．
- 陽性：痛みが出現し，筋力が低下．
- 疑われる疾患：棘下筋腱の断裂などで陽性となるが，多くの肩関節疾患で陽性となる．

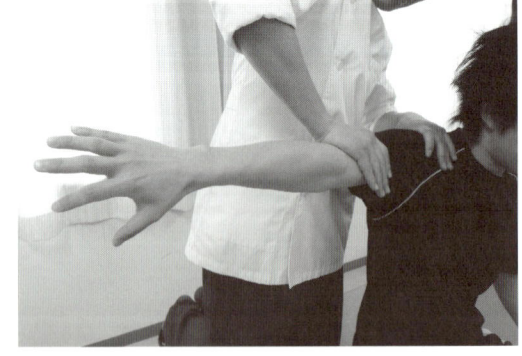

図21　棘上筋テスト（SSPテスト）

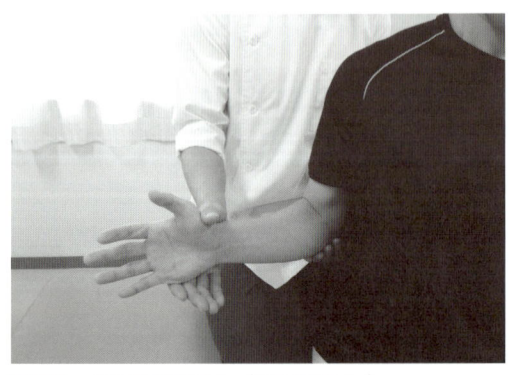

図22　棘下筋テスト（ISPテスト）

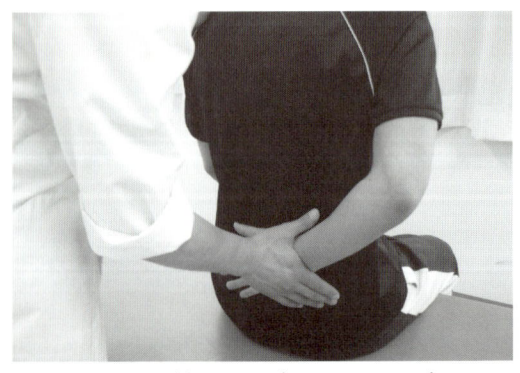

図23　肩甲下筋テスト（lift offテスト）

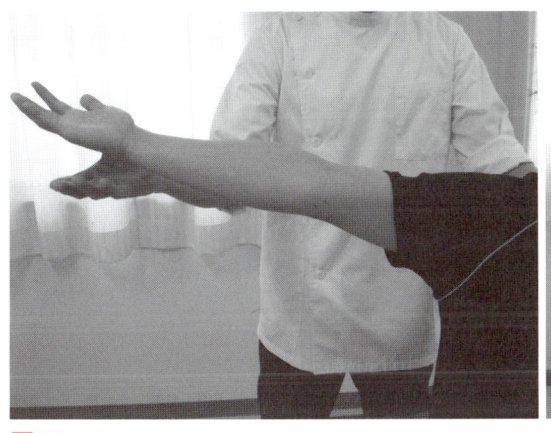

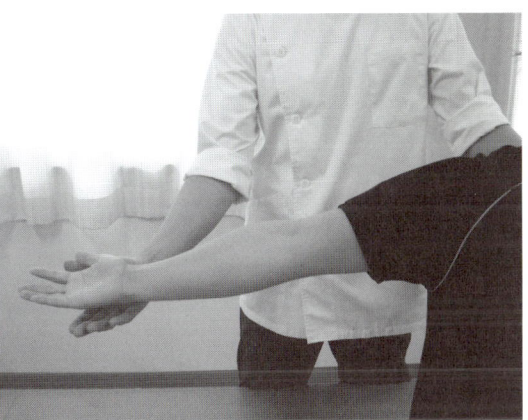

図24　drop arm sign

3. 肩甲下筋テスト（lift off テスト）（図23）

- **テスト方法**：肩関節を内旋位にし，手背（手の甲）を腰にあてる．検査者が加える抵抗に逆らって手を腰から離す動作を行わせ筋力をみる．
- **陽性**：筋力低下がみられる．
- **疑われる疾患**：肩甲下筋の機能不全．

4. drop arm sign（図24）

- **テスト方法**：側方に挙上した上肢を徐々にさげていく．
- **陽性**：外転90°付近で上肢を保持できないため，腕をゆっくりおろすことができない．（外転90°以上は三角筋の働きにより可能である．）
- **疑われる疾患**：腱板断裂や腱板炎など．

5. Yergason テスト（図25）

- **テスト方法**：肘関節を90°に屈曲させ，前腕回外，肩関節外旋させるときに検査者が抵抗を加える．
- **陽性**：結節間溝部に痛みが出現する．
- **疑われる疾患**：上腕二頭筋長頭腱炎など．

6. スピードテスト（図26）

- **テスト方法**：肘関節を伸展させたまま前腕を回外させ，手掌を上に向ける．検査者が加える抵抗に逆らって上肢を前方に挙上させる．
- **陽性**：結節間溝部に痛みが出現する．

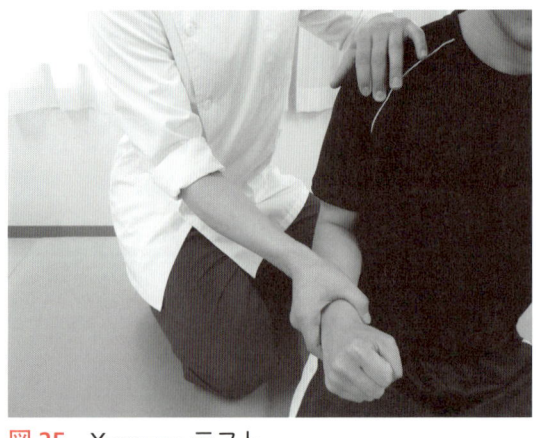

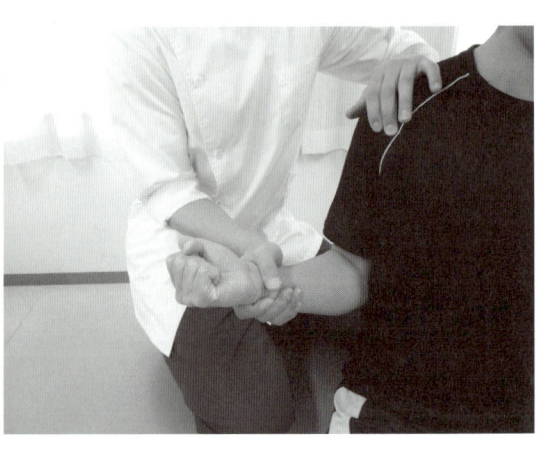

図 25　Yergason テスト

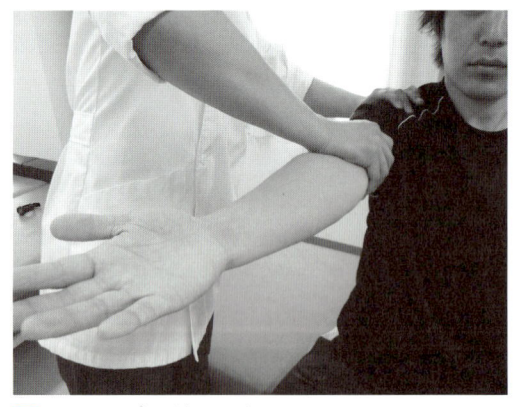

図 26　スピードテスト

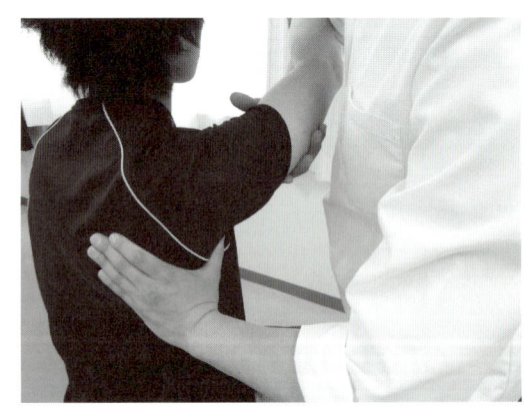

図 27　インピンジメントテスト（Neer テスト）

疑われる疾患：上腕二頭筋長頭腱炎など．

7. インピンジメントテスト（Neer テスト）（図 27）

テスト方法：肩甲骨を固定し，内旋位にした肩関節を他動的に屈曲させる．
陽　　性：痛みが出現する．
疑われる疾患：大結節と肩峰の衝突．

8. インピンジメントテスト（Hawkins-Kennedy テスト）（図 28）

テスト方法：肩関節 90°屈曲位，肘関節 90°屈曲位から，肩関節を他動的内旋させる．
陽　　性：痛みが出現する．
疑われる疾患：大結節と烏口肩峰靱帯が衝突するときに棘上筋腱と肩峰下滑液包が強く押しつけられる．

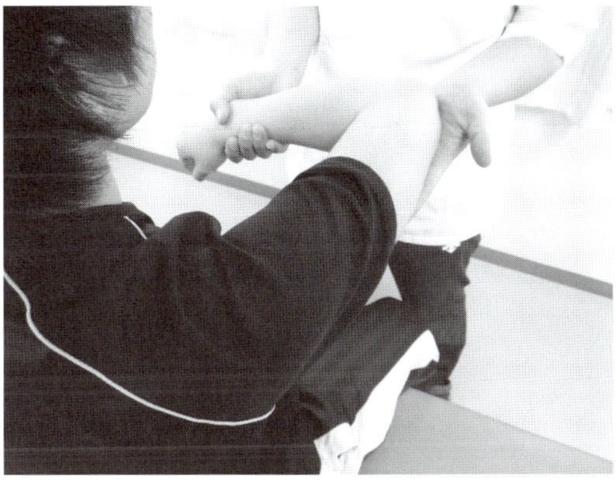

図 28 インピンジメントテスト（Hawkins-Kennedy テスト）

（山本良彦）

引用文献

1) 日本リハビリテーション医学会：関節可動域表示ならびに測定法．リハビリテーション医学 1995；**32**(4)：207-217
2) 赤羽根良和：肩関節拘縮の評価と運動療法．運動と科学の出版社，2014：234

第4章

リハビリテーションとホームエクササイズ

A 急性期（疼痛期）：freezing phase の取り組み

1. リハビリテーション

> **！この時期のポイント**
>
> 　突然，肩に痛みが現れ，腕をあげることができなくなります．痛みの原因ははっきりしないことが多く，肩に対する小さな衝撃が誘因になることもあります．肩関節の周囲に炎症が生じたり，肩関節腔内圧が高くなったりしていると考えられるので，痛みを誘発するような**「他動運動による積極的な関節可動域練習は行わない」**ようにします．また，この時期は肩関節の安静が必要ですが，日常生活において完全に安静を続けることは困難です．さらに，肩関節を全く動かさないでいると，筋の伸張性の低下，関節拘縮が生じるので，適度な運動指導が重要となります．
>
> 　セラピストは，問診や触診を通して痛みの評価（発症の様子，痛みの部位・程度・質）を十分行わなければなりません（p.41「第3章　評価」参照）．現状をしっかり把握することで，適切な運動療法が選択でき，効果的な改善が得られます．また，言葉のかけ方や疼痛部位への触れ方によって，これから数週間〜数か月間，患者の痛みのある肩を安心して任せてもらえるか否かが決まります．効果的な改善を得るためには，この時期にまず患者の信頼を得なければなりません．
>
> - 痛みが強いときは肩の運動は控え，安静を保つ．
> - 痛みの評価を十分に行う．
> - 患者の信頼を得る．

ⓐ 急性期リハビリテーションの目的
- 痛みに対する防御反応による，無意識な筋収縮を抑制する（リラクゼーション）．
- 肩関節の関節内圧を高めずに運動を行う．
- 肩の関節可動域，肩甲骨の可動性を維持する．

ⓑ 急性期リハビリテーションの実際
1）愛護的な振動による，肩関節リラクゼーション（図1）

　肩関節の周囲には無意識に力が入っていることが多いので，セラピストによるリズミカルで愛護的な振動によってリラクゼーションを促します．肩に過度な注意が向いている場合は，雑談などで注意をそらしながら肩や腕に触れてみるのも一つの方法です．

A 急性期（疼痛期）：freezing phase の取り組み

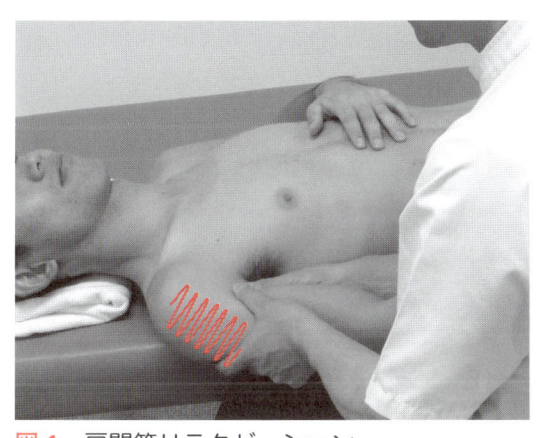

図1 肩関節リラクゼーション
上腕をセラピストの両手で把持し，愛護的に振動を加える．

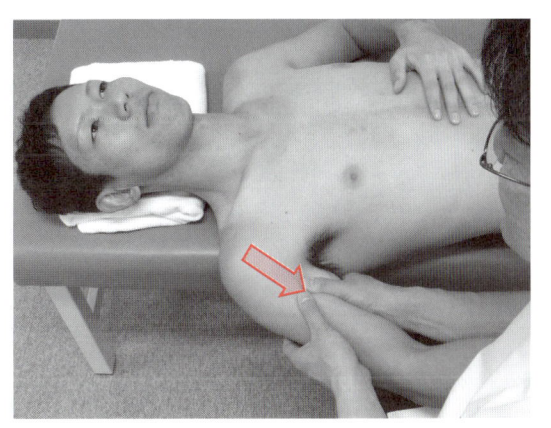

図2 肩関節牽引
ゆっくり牽引し，10秒間保持し，ゆっくり力を抜く．

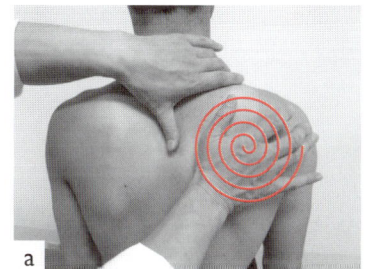

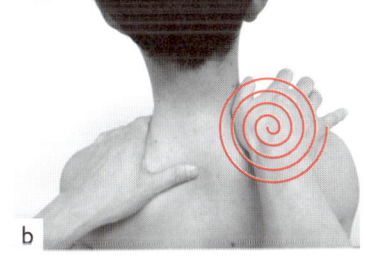

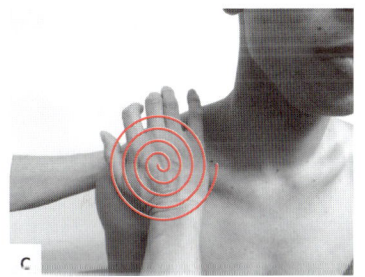

図3 ソフトマッサージ
a：棘下筋へのマッサージ，b：棘上筋へのマッサージ，c：烏口突起の周辺へのマッサージ

2）徒手による持続的な肩関節牽引（図2）

肩関節は痛みのない範囲で外旋位にしておきます．上肢を体側につけたポジションから10秒間牽引し，およそ5°ずつ肩関節を外転させていきます．強い痛みが出現する直前の可動域まで10秒間牽引して，5°外転することを繰り返します．

3）ソフトマッサージ（図3）

棘上筋，棘下筋，小円筋，大円筋，広背筋，菱形筋，肩甲挙筋，上腕二頭筋などの筋腹，腱部，関節包，軟部組織に対して愛護的なマッサージを行います．同時に，圧痛の部位や程度を評価します．マッサージは筋全体に対して行い，筋線維を横切る方向に強い力を加えないようにします．また，目的とする筋のみでなくその周辺に対しても行うことにより効果的にリラクゼーションが得られます．

2. ホームエクササイズ

> **❗ この時期のポイント**
>
> 　腕を動かすと激しい痛みが生じるため，無意識のうちに患側の肩周囲に防御的な力が入っている状態です．痛みの種類は，突然，ズキンと刺すような痛みが多く，痛みの後はしばらく余韻があり，すぐには痛みが消えません．痛みが生じる運動範囲はほぼ決まっていて，それ以外の運動範囲では痛みは現れません．症状の強さにもよりますが，夜間は体動によって痛みが生じるため，よく眠れないこともあります．
>
> 　このような状態ですので，腕や肩をあまり動かさないようにしがちですが，動かさずにいると，痛みが軽減した後に関節の動きが制限されてしまいます．少なくとも痛みが生じない運動範囲は，抵抗をかけずに動かしておく必要があります．また，運動を行うときは，反動をつけずにゆっくりと行うことが大切です．
>
> - 痛みを感じる運動範囲は動かさず，痛みの生じないすべての範囲を動かす．
> - 抵抗をかけない運動を継続する．
> - すべての運動は，反動をつけずにゆっくりと行う．

ⓐ 急性期ホームエクササイズの目的

- 健側・患側ともに，肩周囲の力を抜いていられるようにする．
- 痛みが現れる頻度を少なくする．
- 関節可動域を維持する．

ⓑ 急性期ホームエクササイズの実際

1) 健側で患側の肩を牽引する運動
①前方への牽引（図4-a）
　椅子に座り，患側の手首を健側の手でつかんで，ゆっくりと牽引します．患側の肩の力はできるだけ抜いておきます．少しずつ引く力を強め，牽引します．これ以上牽引できなくなったら10秒数えます．その後，ゆっくり力を抜きます．急激に引っ張らないように注意してください．
②下方・内方への牽引（図4-b，図4-c）
　前方への牽引と同様のポイントに注意して，図示した方向に牽引します．

2) 肩周囲の力を抜く運動（図5，図6）
　「肩に力が入っていますね」と言うと，「力は入れていませんが……」という答えが返ってきます．無意識に入っている力なので，しかたがありません．また，患側の動きにくさを補うために，健側の上肢で頑張ってしまうこともあります．そのため，健側の肩にも自然と力が入り，強く緊張している様子がみられます．

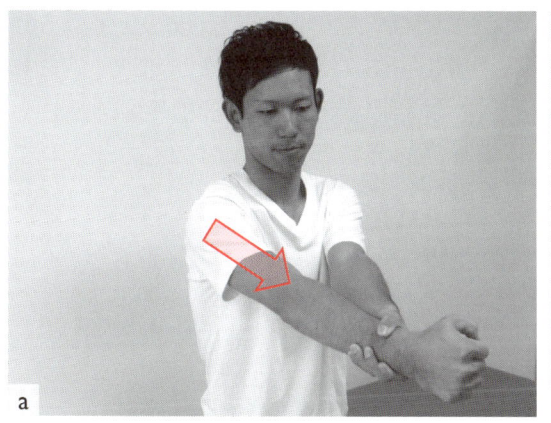

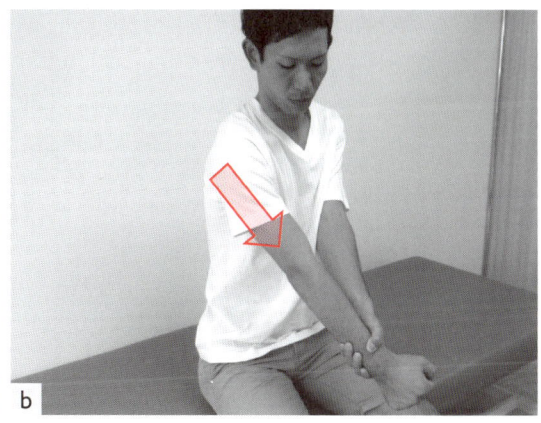

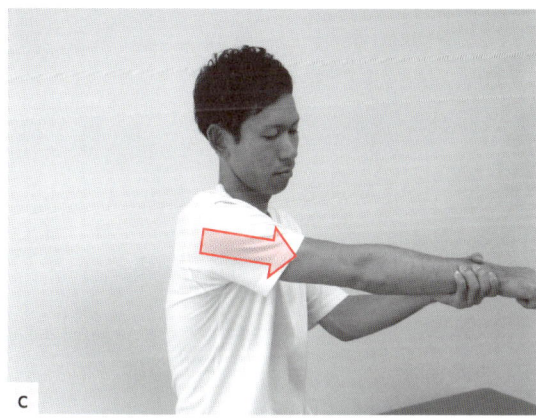

A 急性期（疼痛期）：freezing phase の取り組み

図4 患側の肩の牽引
a：前方への牽引
b：下方への牽引
c：内方への牽引

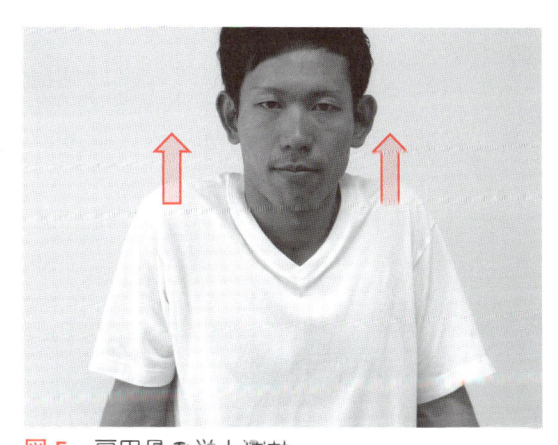

図5 肩甲骨の挙上運動
肩先を耳に近づけて 10 秒数える．十分に肩に力を入れた後で，肩の力を抜く

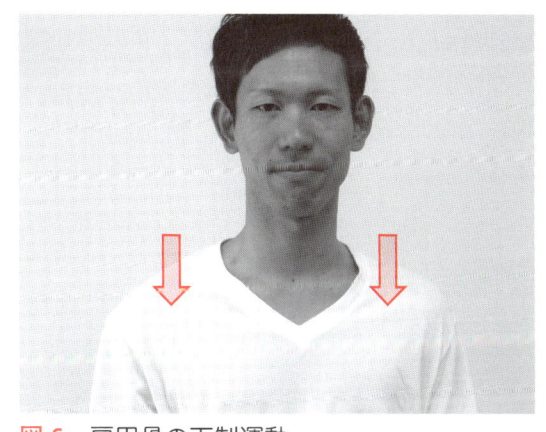

図6 肩甲骨の下制運動
急激に肩をおろすと伸張反射が生じ，緩めようとしている筋が収縮してしまうので，5秒程度かけてゆっくりおろす．

そのようなときには，まず十分に筋収縮を起こさせて，力が入っている筋を意識させます．そこからゆっくり力を抜いていきます．しかし，まだ力が入ったままで，「これ以上，力を抜くことができません」ということが少なくありません．左右の肩の高さも違い，力が入っている肩は挙上したままです．姿勢鏡などで確認しながら，力を入れては抜くという動作を繰り返して，力を抜く感じを学習していきます．

3）肩甲骨の可動練習
必要以上に力を入れずに，肩甲骨の内転，外転運動を行います．
①肩甲骨の内転運動（図 7）
肩甲骨を脊柱に軽く近づけます．肩を後ろに引く運動を行うと，腰痛の原因の一つである「腰椎の前彎」が増強されます．しかし，椅子に深く腰掛け，背もたれに背を固定することにより，腰椎の前彎が増強されるのを防ぐことができます．
②肩甲骨の外転運動（図 8）
肩を前に出す運動を行うときには，円背（猫背）が生じないように注意します．

4）肩にかかる負荷を除いた姿勢（仰臥位）での肩関節運動
①肩関節：内転・外転運動（図 9）
仰向けに寝て，両方の手のひらを上に向け，肘を伸ばしたまま，痛みのない範囲で腕を身体から離します．その姿勢のまま 10 秒数えて，腕を元の位置に戻します．片方の腕だけ行うと，代償運動により脊柱が側方に曲がってしまうので，両腕を同時に開きます．
②第Ⅰ肢位での肩関節：内旋・外旋運動（図 10）
仰臥位で，腋を閉じて肘を直角に曲げます．そして腋を閉じたままゆっくりと腕を内側，外側に倒します．10 秒数えて元の位置に戻します．腕は床につかなくてもよいので，肩に痛みが生じない範囲で運動を行います．

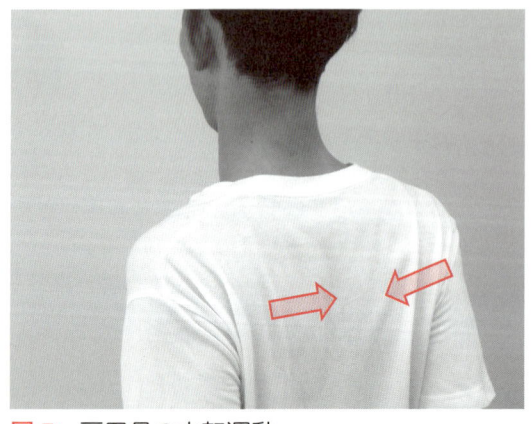

図 7　肩甲骨の内転運動

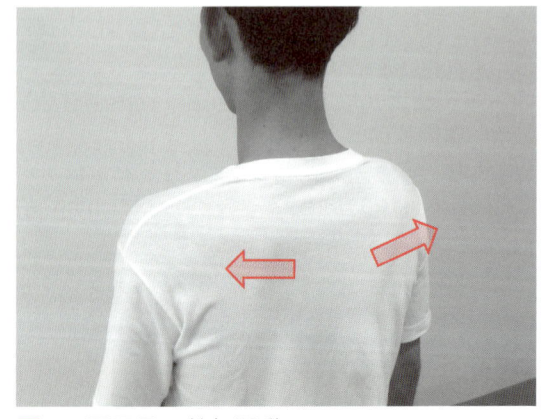

図 8　肩甲骨の外転運動

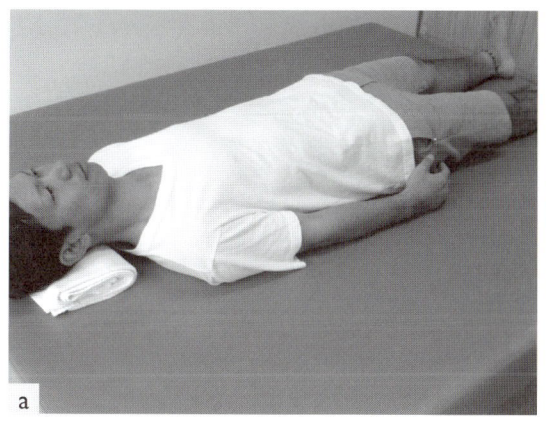

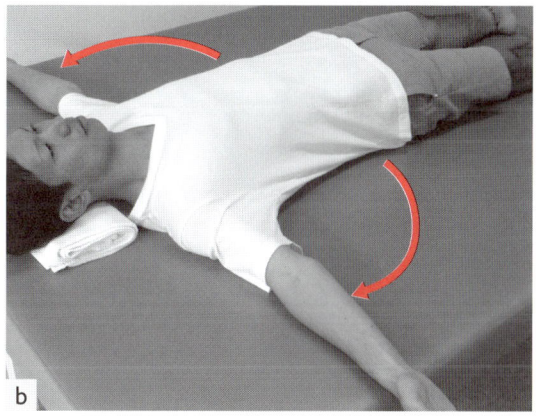

図9　肩関節の内転・外転
a：腕を体側につける，b：横に開き10秒間保持する．

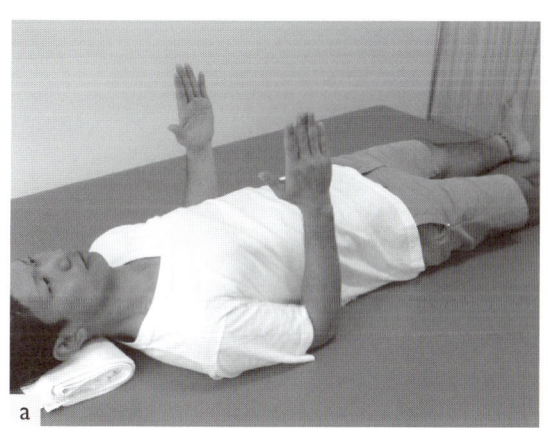

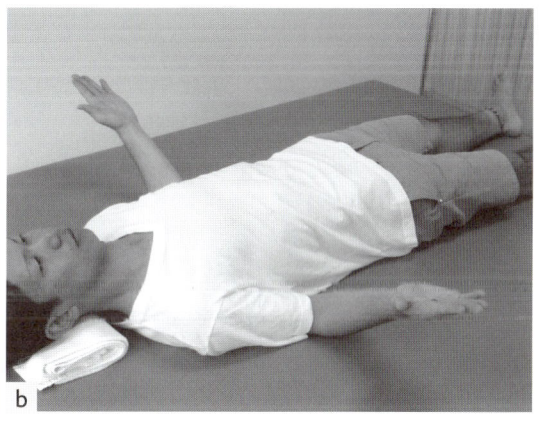

図10　肩関節の内旋・外旋（第Ⅰ肢位）
a：腋を閉じたまま肘を直角に曲げる，b：腋を広げずに腕をゆっくりと外側に倒す．

③第2肢位での肩関節：内旋・外旋運動（図11）
　仰向けに寝て，真横に腕を開き，肘を直角に曲げます．片方の腕は下におろすことで肩関節を内旋させ，もう片方の腕は上にあげて肩関節を外旋させます．腕を左右交互にゆっくり上下させます．

5）肩の振り子運動
　前傾させた身体を前後に動かすことにより，力を抜いた腕を振り子のように揺らします．健側の上肢で台などにつかまり，下肢を前後に軽く開き，体幹を前後・左右に動かすことで腕を振ります．
　はじめは重錘をもたずに行い，上手に肩の力を抜けるようになったら，0.5～1kgの重錘を使います（図12）．この運動は，関節可動域があまり大きくなく，比較的穏やかな運動なので急性期に向いています．

図11　肩関節の内旋・外旋（第2肢位）
a：右肩関節内旋運動：この時期は，まだ重錘などをもって抵抗をかける必要はない．
b：右肩関節外旋運動：両腕を同時にあげて肩関節を外旋させると，代償運動として胸郭がもちあがってしまうので，左右の腕を交互にあげる．

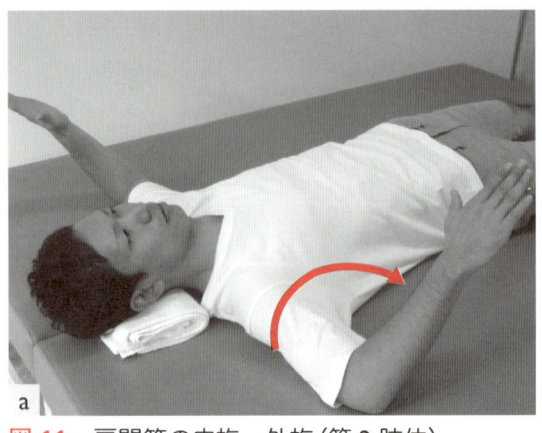

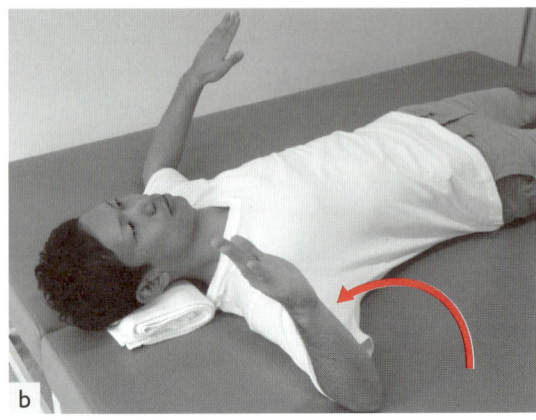

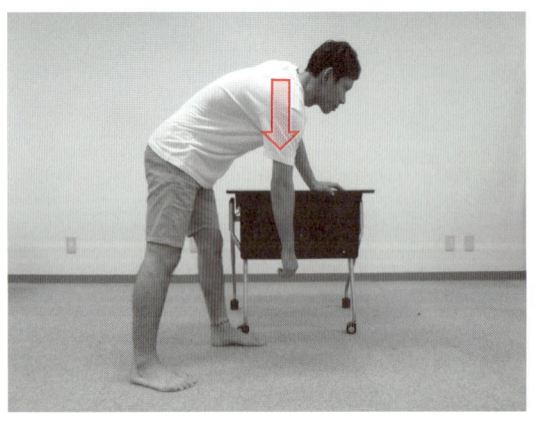

図12　肩の振り子運動（力を抜いて腕をさげる）
はじめは重錘をもたずに，腕をさげるだけ．腕の重さで肩関節が牽引されるため，痛みはほとんど生じない．このとき肩の力を抜いておくことが大切．

①前後に腕を揺らす（**図13**）

　前後に10秒間腕を揺らします．肩の力で腕を揺らすのではなく，身体を前後に動かすことによって，自然に腕が前後に揺れるようにします．このときも，やはり肩の力を抜いておくことが大切です．面ファスナー（商品名：マジックテープ，ベルクロテープ）で留めることのできる重錘を手首に巻いて行うと，適度な牽引力が得られます．

②左右に腕を揺らす（**図14**）

　前方に倒した身体を左右に軽く揺らすことで，うまく腕を振ることができます．左右に10秒間揺らします．

③円を描くように腕を揺らす（**図15**）

　アイロンやケトルを手にもって行うことも可能ですが，手で物を握ることにより，肩に力が入ってしまうため注意が必要です．ビニール製の買い物袋に500 mLのペットボトルを入れて，それを手首にかけて重錘の代用とすることもできます．

A　急性期（疼痛期）：freezing phase の取り組み

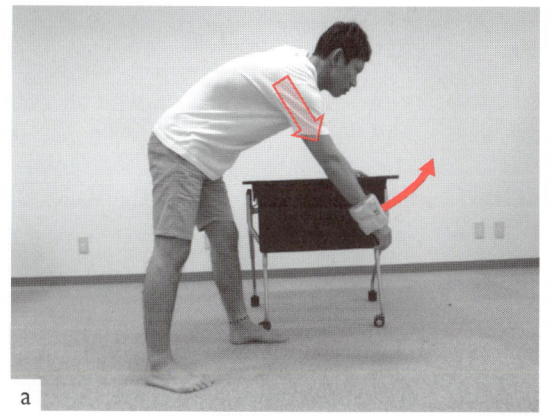

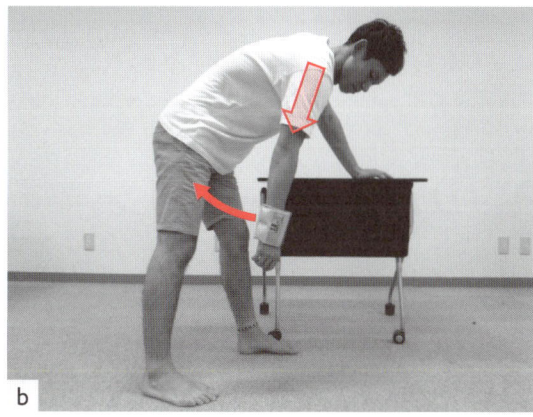

図 13　肩の振り子運動（前後に腕を揺らす）
a：前方へ揺らす，b：後方へ揺らす．

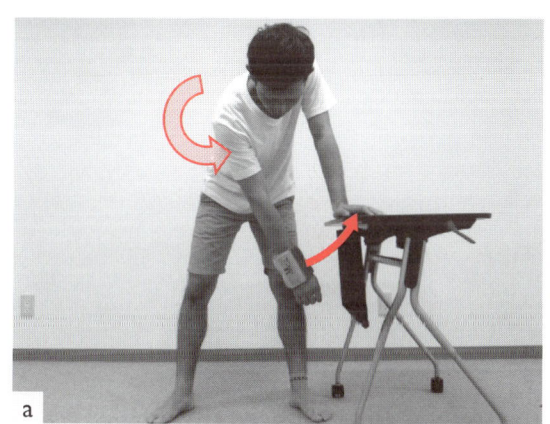

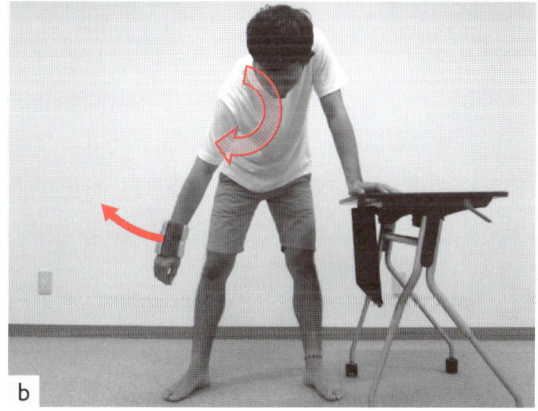

図 14　肩の振り子運動（左右に腕を揺らす）
a：左方向へ揺らす，b：右方向へ揺らす．

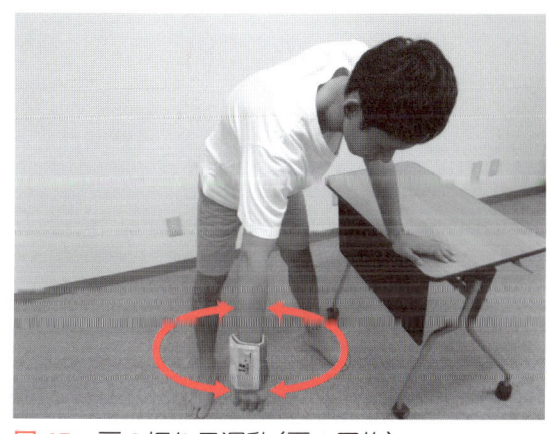

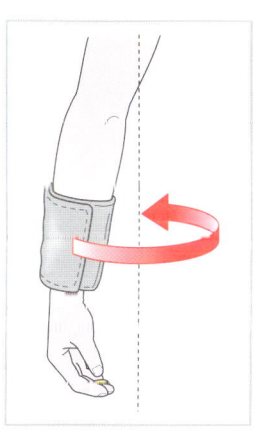

図 15　肩の振り子運動（肩の回旋）
肩からおろした垂線のまわりを腕が回るように肩を回旋させる．

（山本良彦）

B 慢性期（拘縮期）：frozen phase の取り組み

1. リハビリテーション

> **！この時期のポイント**
>
> 　自発痛や夜間痛といった肩関節そのものの痛みは徐々に軽減し，関節可動域制限が主体となります．この関節可動域制限の原因は，過度の安静や関節運動の不足による肩関節周囲軟部組織の癒着，伸張性の低下によるものと考えられます．痛みは軽減しても，肩のアライメントが崩れており，運動のしかたによっては肩周囲に痛みが生じます．
>
> 　肩の痛みや関節可動域の低下が生じる場合に，広背筋（骨盤，脊柱と上腕骨に起始・停止をもつ）の伸張性低下がみられることがあります．さらに，下肢の筋であるハムストリングスの短縮が骨盤の自由な動きを妨げ，肩の可動域に影響を及ぼすこともあります．
>
> 　物理療法などを併用し，肩関節を温めながら関節可動域練習を行うことにより痛みが軽減し，可動域の拡大に大きな効果が得られることもあります．
>
> - 肩関節そのものの痛みは軽減するが，動かし方によっては肩周囲に痛みが生じる．
> - 肩関節周囲筋以外の体幹筋や下肢の筋にも柔軟性の低下がみられることがある．

ⓐ 慢性期リハビリテーションの目的
- 肩のアライメントを整える．
- 肩関節の関節可動域を拡大する．
- 筋力の維持，向上．
- 全身の柔軟性を高める．

ⓑ 慢性期リハビリテーションの実際
1) 肩のアライメント調整

　肩関節の最大可動域で保持し，「上に1，2，3，下に1，2，3．」というように，反対方向の等尺性収縮を3秒間ずつ交互に行います．**最大筋力で行う必要はありません**．筋活動の切り替えがスムーズに行えるようになるまで繰り返します．患者はセラピストの力に抗し，矢印方向に力を入れます（**図 16～18**）．

B 慢性期(拘縮期):frozen phase の取り組み

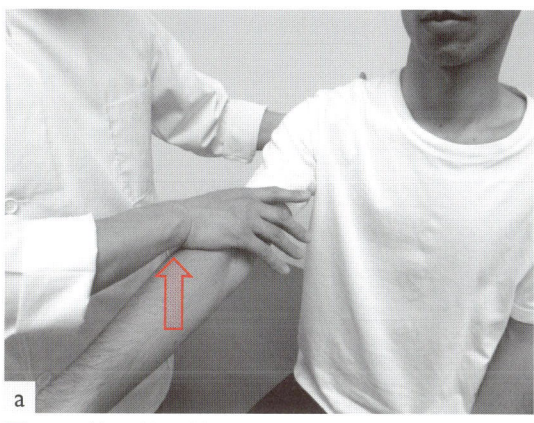

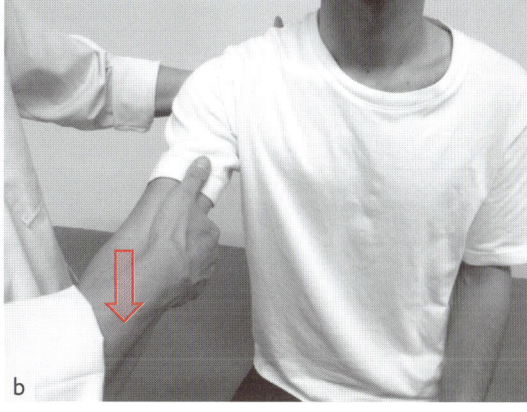

図16 等尺性収縮による肩のアライメント調整(肩関節屈曲・伸展方向)
a:上方への等尺性収縮,b:下方への等尺性収縮
aとbをタイミングよく切り替える運動を繰り返す.

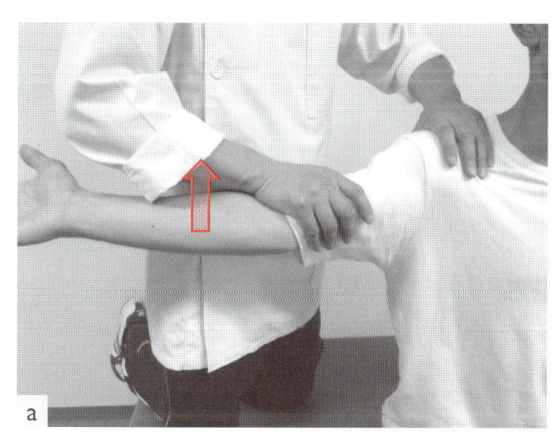

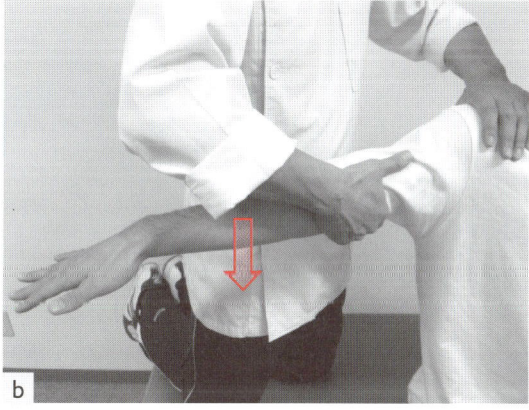

図17 等尺性収縮による肩のアライメント調整(肩関節外転・内転方向)
a:上方への等尺性収縮,b:下方への等尺性収縮
aとbをタイミングよく切り替える運動を繰り返す.

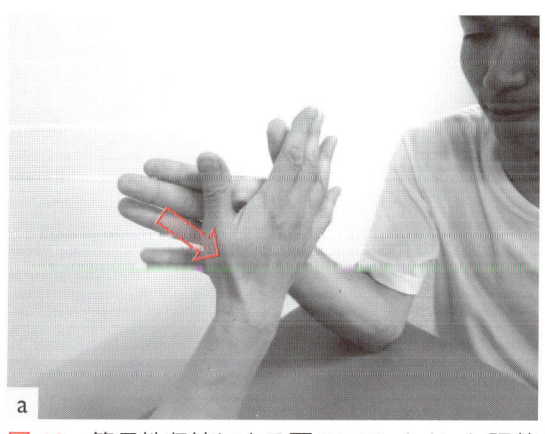

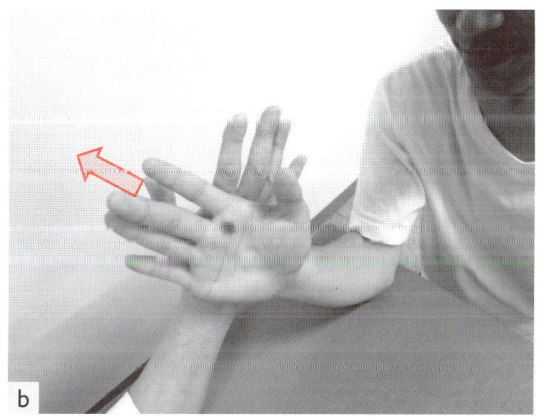

図18 等尺性収縮による肩のアライメント調整(肩関節の内旋・外旋方向)
a:肩関節内旋の等尺性収縮,b:肩関節外旋の等尺性収縮
aとbをタイミングよく切り替える運動を繰り返す.

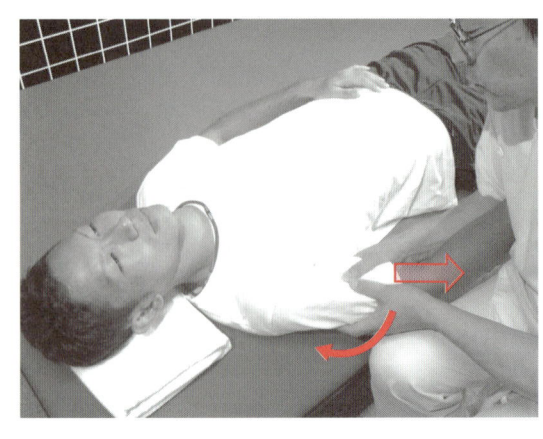

図 19 牽引しながら肩関節可動域練習（外転）

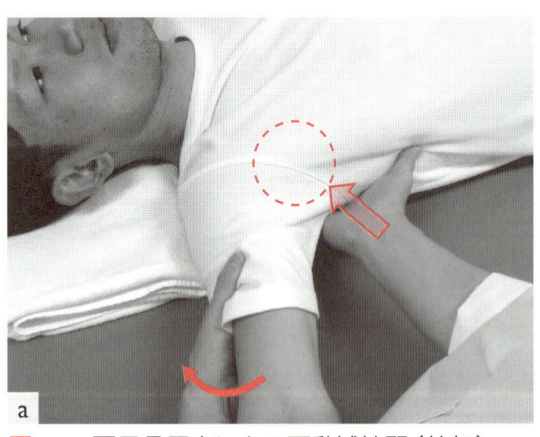

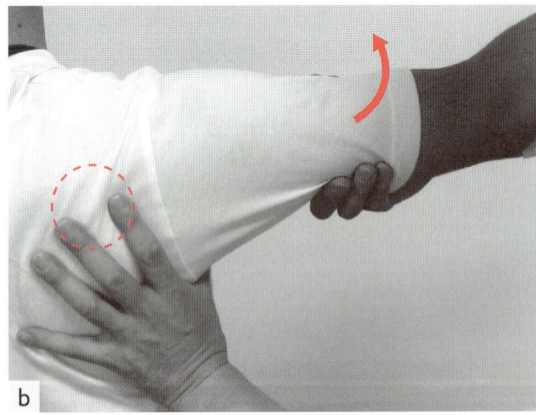

図 20 肩甲骨固定による可動域練習（外転）
a：仰臥位での肩甲骨固定，b：座位で後方からの肩甲骨固定

　アライメントが崩れている原因は，肩周囲筋の活動のアンバランスであることが多いので，「力を入れる」「力を抜く」という切り替え運動を**タイミングよく行う**練習を行います．

　手掌と手掌，手背と手背をあわせ，患者の力にあわせて抵抗を加減し等尺性収縮になるようにします．力を入れるとき，抜くときはゆっくり行い，決して急激な動きを行ってはいけません．

2) 徒手による肩関節可動域練習
①牽引しながら可動域練習（**図 19**）
　セラピストは肩関節を上腕骨の長軸方向に牽引しながら，自動介助運動でゆっくりと可動域を広げていきます．肩関節屈曲，または外転方向に行います．
②セラピストが肩甲骨を固定して肩関節自動介助運動（**図 20**）
　肩甲上腕関節に可動域制限があると，肩甲上腕リズムに乱れが生じ，上腕の運動に対して肩甲骨が早期に動き出してしまいます．セラピストは肩甲骨を固定して肩関節を運動させます．

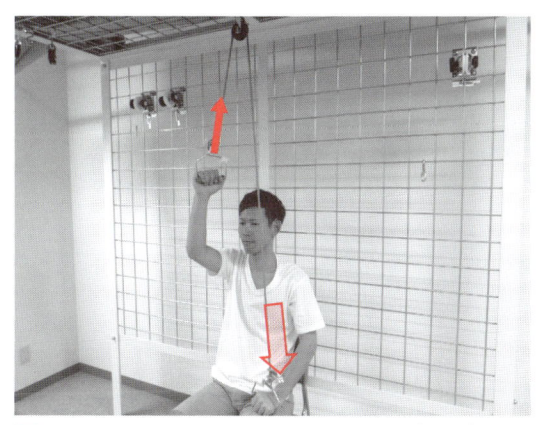

B 慢性期（拘縮期）：frozen phase の取り組み

図21 肩関節固定による可動域練習（屈曲）

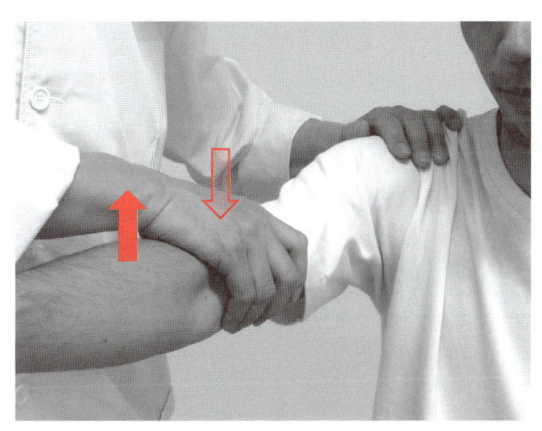

図22 肩関節屈曲の等尺性収縮

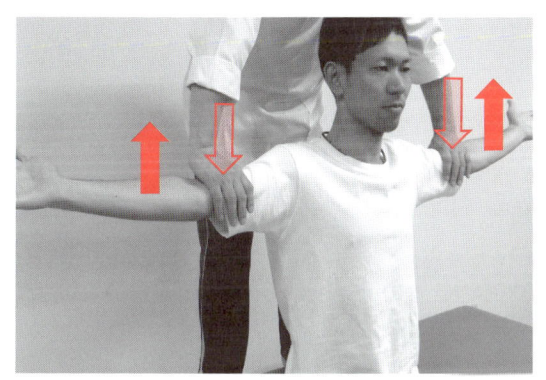

図23 肩関節外転の等尺性収縮

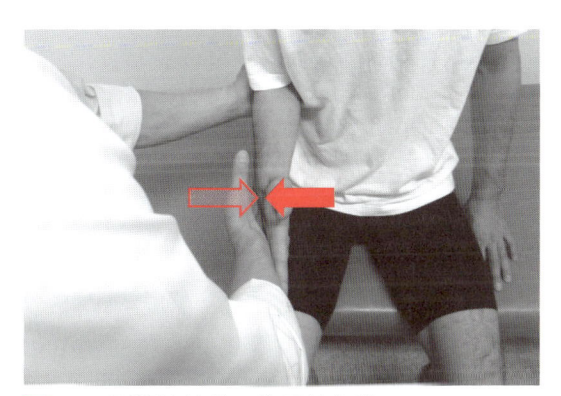

図24 肩関節外旋の等尺性収縮

3）プーリー（滑車）による肩の運動（図21）

　自動介助運動でゆっくりと可動域を広げていきます．痛みが現れる直前で止め，その肢位で5秒間保持します．また，上肢を挙上するときは，体幹を反らさないように注意します．

4）筋力強化

　痛みが出現する直前の可動域で止めて，痛みが出現する方向と反対方向への等尺性収縮を，中等度の抵抗に抗して5秒間行います．少しずつ痛みのある方向へ可動域を広げながら繰り返します．運動は等尺性収縮で行い，セラピストは患者の力に応じた抵抗をかけます．力を入れるとき，抜くときはゆっくり行い，決して急激な動きを行ってはいけません．

①肩関節屈曲筋力強化（図22）

　代償運動により，体幹の側屈，腰椎の前腕増強などが生じないように注意して運動を行います．

②両肩関節外転筋力強化（図23）

　手掌は上向き（肩関節外旋位）で行います．代償運動により体幹の側屈が生じないように，左右同時に運動を行います．

75

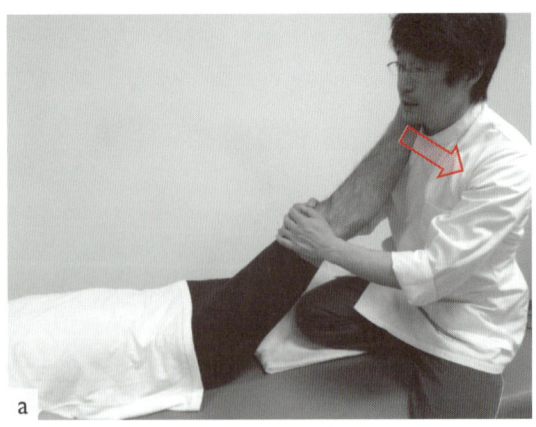

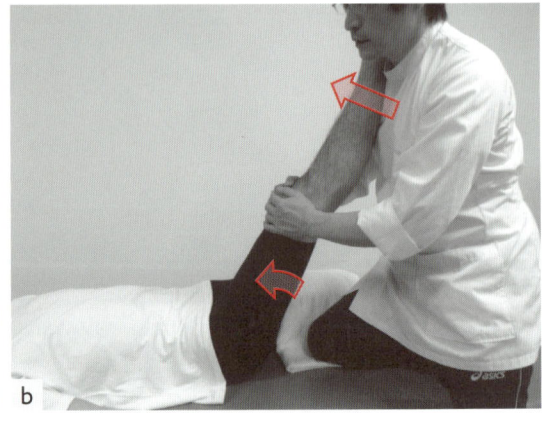

図25　殿筋，ハムストリングスのストレッチ
a：下肢を挙上したところで等尺性収縮，b：力を抜いてもらい，さらに下肢を挙上する．

③肩関節外旋筋力強化（**図24**）

　セラピストが抵抗をかけすぎないように，セラピストの手の甲と患者の手の甲を合わせて，抵抗をかけます．

5）殿筋，ハムストリングスのストレッチ（図25）

　肩の運動だけを行っても，肩の痛みを改善しないことがあります．それは全身の柔軟性が肩の動きを妨げているからです．そのような場合，殿筋やハムストリングスのストレッチを行います．

　仰臥位で膝を伸ばしたまま，片方の下肢をできるところまで挙上します．セラピストの肩を患者の踵で強く押しさげ，等尺性収縮を10秒間行います．その後，力を抜いてわずかに下肢を挙上します．挙上した肢位で同様に10秒間の等尺性収縮．力を抜いて，さらに下肢を挙上します．これを3回程度繰り返します．

> **新人セラピストへのアドバイス**
>
> **ストレッチの効果**
>
> 　ハムストリングスのストレッチによって，即時的に指床間距離（finger-floor distance：FFD）が向上することを経験します．しかし，翌日にはまた元通りになってしまいます．ストレッチの効果が長く続かないのはなぜでしょう．
>
> 　関節には曲げる筋と伸ばす筋というように，筋肉が対になってついており，主動作筋と拮抗筋とよばれます．そして，この主動作筋と拮抗筋はバランスよく緊張しています．一方の緊張を緩めても，もう一方の緊張が高いままでは，翌日には緊張の高い筋にリセットされてしまいます．
>
> 　これを防ぐために，主動作筋と拮抗筋の両方をストレッチしましょう．そして緊張が低いところにリセットされるまで，ある程度の期間は継続してストレッチする必要があります．

2. ホームエクササイズ

> **! この時期のポイント**
>
> 可動域練習やストレッチ体操は，肩や腕の痛い部位だけを集中的に行いがちですが，動かせるすべての範囲を動かすように心がけます．また，運動や体操は急激な反動をつけずにゆっくりと行います．痛みを感じる関節可動域は強く動かさず，運動による痛みが生じない関節可動域はごく軽度の抵抗運動を継続します．
>
> - 肩関節を動かせる範囲は，すべての範囲を動かす．
> - 運動や体操は，急激な反動をつけずにゆっくりと行う．
> - 痛みが生じない関節可動域では，ごく軽い抵抗運動を継続する．

ⓐ 拘縮期ホームエクササイズの目的

- 肩関節可動域の維持，拡大
- 筋力の維持，増強

ⓑ 拘縮期ホームエクササイズの実際

1) 肩甲骨の可動性拡大（図26）

患側の肩関節水平内転を行い，続いて両側同時に肩関節水平外転を行います．これにより肩甲骨は外転，内転することになります．運動はゆっくり行います．

2) タオルを用いた肩関節運動

タオルを軽く引くことによって，肩にかかる腕の重さを軽減してくれます．また，必要以上に肩を挙上させることを防いでくれます．肩が動きすぎるのを防ぎながら，腕の

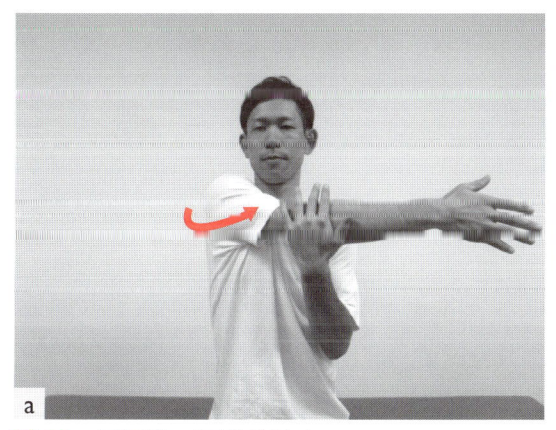

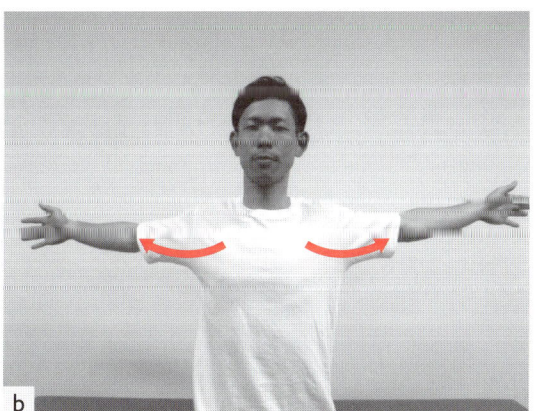

図26　肩甲骨の可動性拡大
a：肩関節水平内転と肩甲骨外転，b：肩関節水平外転と肩甲骨内転

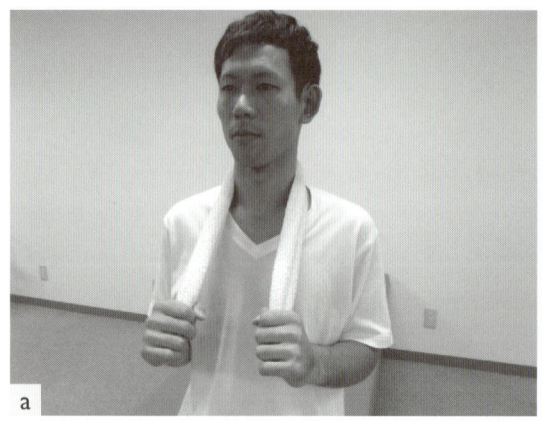

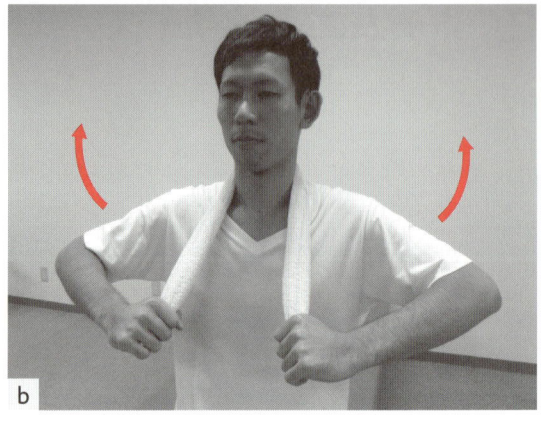

図 27　タオルを用いた肩関節運動①
a：肩関節内転，b：肩関節外転

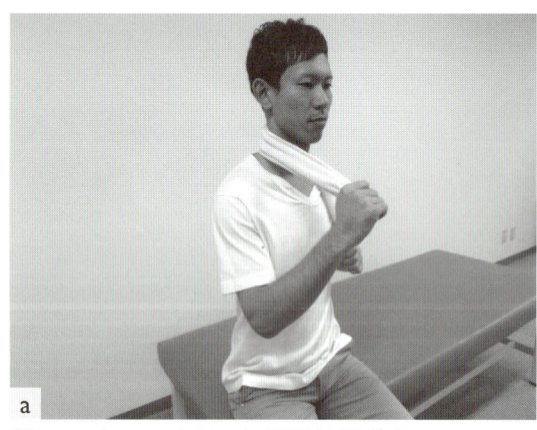

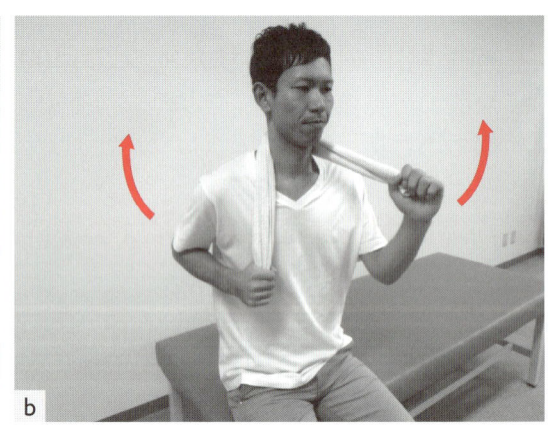

図 28　タオルを用いた肩関節運動②
左右交互に肩関節を屈曲・伸展（a，b）

力を抜いて運動ができます．
① 肩関節外転運動：タオルを首にかけて両端をつかみ，腕が水平になるまでゆっくりと肘を外に開きます（図 27）．
② タオルを首にかけて両端をつかみ，左右交互に肘を前後にゆっくり動かします（図 28）．

3）体重をかけたタオル・ワイピング
　台の上に置いたタオルを滑らせるようにして，肩関節を動かします．タオルにできるだけ体重をかけます．
① 前方ワイピング（肩関節屈曲・伸展）（図 29）
② 側方ワイピング（肩関節外転・内転）（図 30）
③ 回旋ワイピング（肩関節水平内転・水平外転）（図 31）

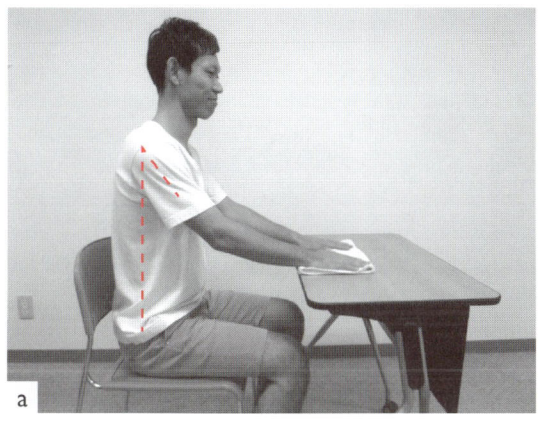

B 慢性期（拘縮期）：frozen phase の取り組み

図 29 タオル・ワイピング（前方）
肩屈曲・伸展タオル・ワイピング（a, b）

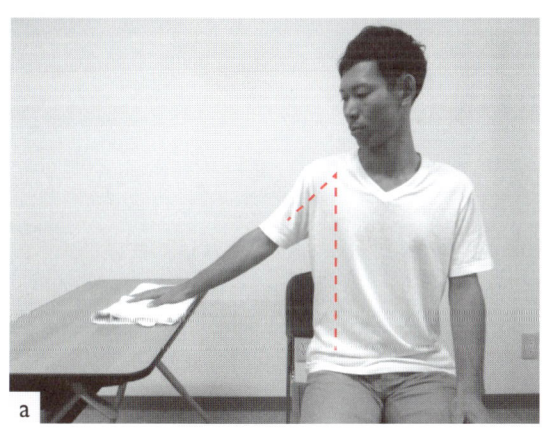

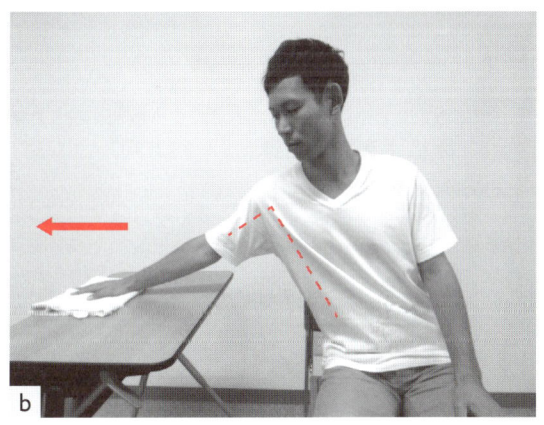

図 30 タオル・ワイピング（側方）
肩外転・内転タオル・ワイピング（a, b）

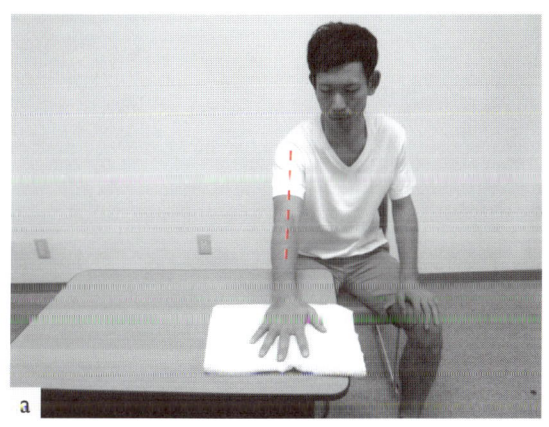

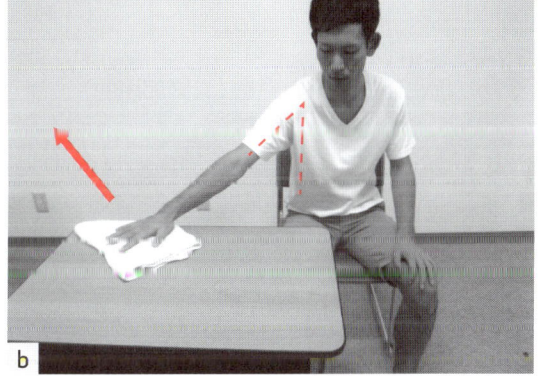

図 31 タオル・ワイピング（回旋）
肩水平内転・水平外転タオル・ワイピング（a, b）

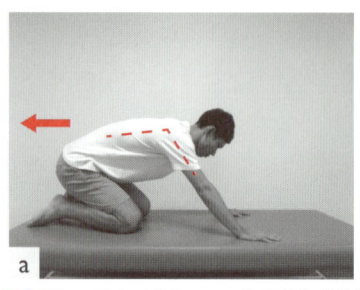

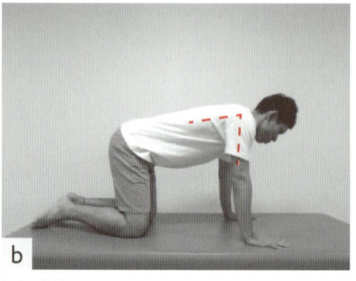

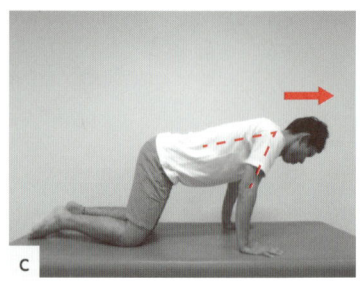

図32　床に手をついた運動（前後方向）
a：後方向，b：中間位，c：前方向

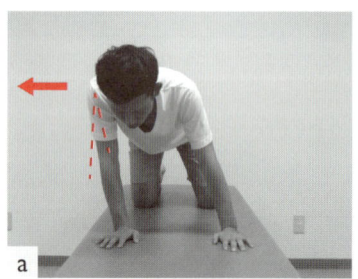

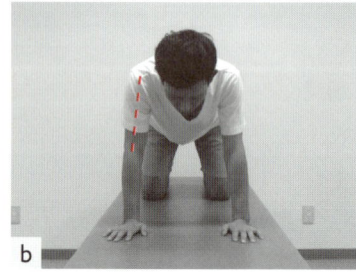

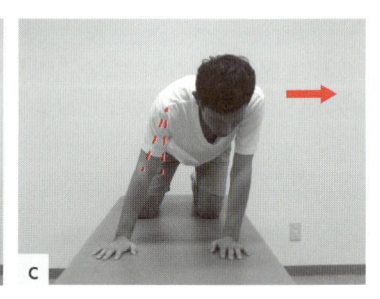

図33　床に手をついた運動（左右方向）
a：右方向，b：中間位，c：左方向

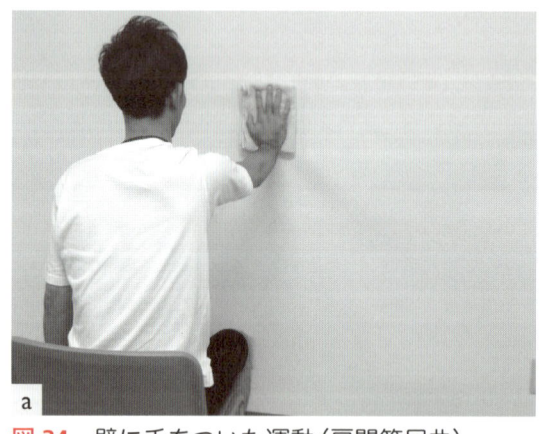

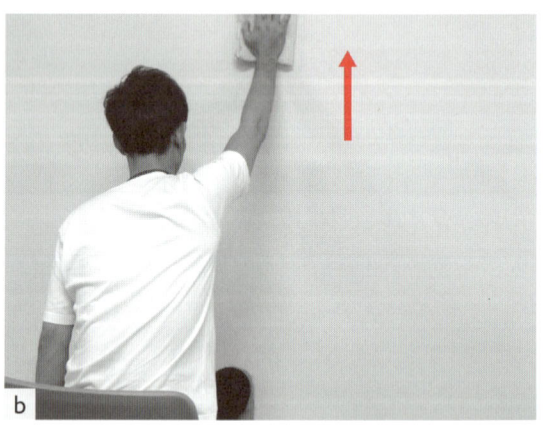

図34　壁に手をついた運動（肩関節屈曲）

4）床に手をついた運動
　四つ這い位で，身体を軽く前後，左右に動かします．動作はゆっくり行います．また，肘関節は伸展位に保持して行います．
①前後方向（**図32**）
②左右方向（**図33**）

5）壁に手をついた運動
①肩関節屈曲（**図34**）
　椅子に座り，壁に手をついて，少しずつ手を滑らせて挙上していきます．手をあげる

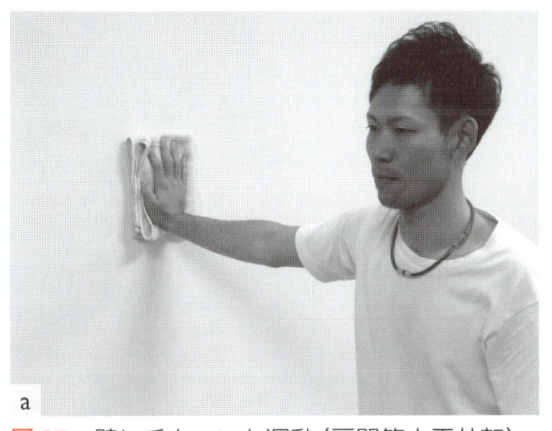

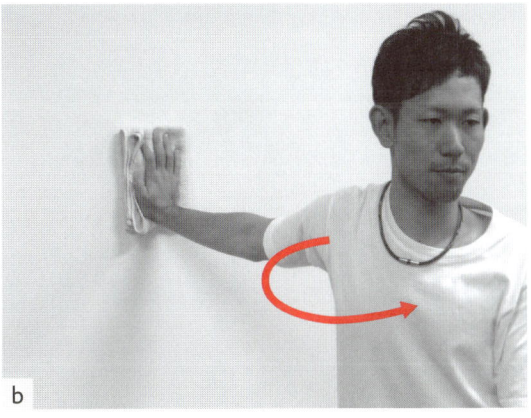

B 慢性期（拘縮期）：frozen phase の取り組み

図35 壁に手をついた運動（肩関節水平外転）

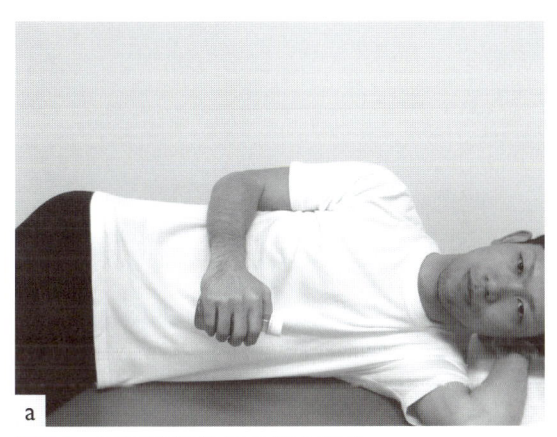

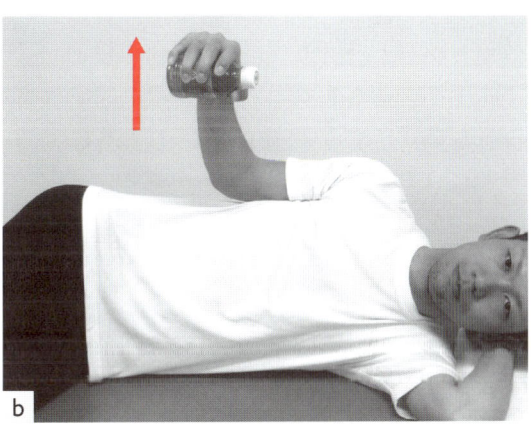

図36 肩関節外旋筋の筋力強化

のがむずかしい場合は，立位で壁に手をつき，手の位置はそのままにしておき，膝を曲げて身体をさげてもよいです．
②肩関節水平外転（図35）
　壁に手をついて，少しずつ手を滑らせて腕を横に開いていきます．横に開くのがむずかしい場合は，手の位置はそのままにしておき，体幹を反対側に回旋させてもよいです．

6）筋力強化
①肩関節外旋筋（図36）
　横向きで寝て，腋を閉じたまま肘を90°屈曲位にします．水を入れた300〜500 mLのペットボトルを手にもち，ゆっくりと上下させます．
　肩関節の外旋筋の求心性収縮，遠心性収縮のトレーニングができます．ペットボトルの水の量で負荷量を増減させます．
②肩関節外転筋（図37）
　横向きで寝て，腋を閉じたまま肘を伸展位にします．水を入れた300〜500 mLの

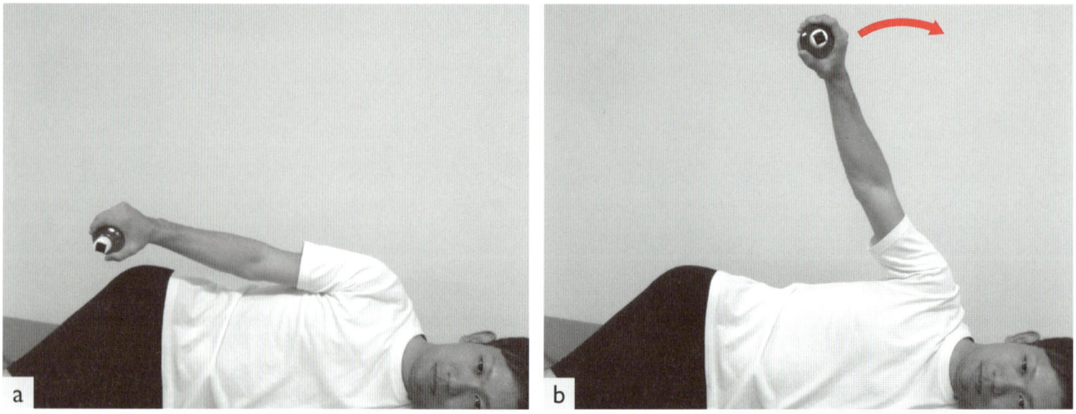

図 37　肩関節外転筋の筋力強化

ペットボトルを手にもち，ゆっくりと上下させます．
　肩関節の外転筋の求心性収縮，遠心性収縮のトレーニングができます．前後に腕が振られないように，真横にあげるように注意します．

（山本良彦）

C 緩解期：thawing phase の取り組み

1. リハビリテーション

> **！この時期のポイント**
>
> 　日常生活に支障がない程度の筋力に回復してきた時期です．日常生活ではほとんど不便を感じません．しかし，水泳やテニス，ゴルフなどのスポーツや趣味活動を再開したところ，いままでの感覚とは違う，何かおかしいような感じがして，パフォーマンスに影響し違和感を覚える時期です．
>
> 　いままで相当程度の期間，肩の痛みや関節可動域の制限とうまく付き合ってきたはずです．言い換えると，痛みを避け，動かすことができる範囲で代償運動を用いて生活してきたのです．必要に迫られて本来の動きとは異なる方法で運動してきた肩関節ですが，緩解期には効率のよい方法，運動学的に安定した方法で動かせるように再学習する必要があります．患者の自然治癒力に任せるだけでなく，誤学習を修正し，積極的に関節可動域の改善にかかわっていくことが大切です．
>
> - 日常生活では不便を感じないものの，趣味活動では違和感を覚える．
> - 代償運動を修正し，安定した動作を再学習する必要がある．

ⓐ 緩解期リハビリテーションの目的
- 関節可動域の改善
- 肩甲帯周囲筋（特に腱板筋）の筋力強化
- 正常運動の再学習

ⓑ 緩解期リハビリテーションの実際
1) 肩関節可動域練習（図 38）

　椅子座位で，両手を組んで肘を伸ばして拳を床につけます．次に肘は伸ばしたまま，拳をできるだけ高く頭の上まであげます．これ以上あげられないところで 5 秒数えます．再度，拳を床につけます．これを 10 回程度繰り返します．背中を反らさず行うために，背を壁につけて行います．

2) 筋力強化
①上肢 PNF 運動（図 39）

　肩関節を牽引しながら伸展－内転－内旋パターン，屈曲－外転－外旋パターンを往復させます．

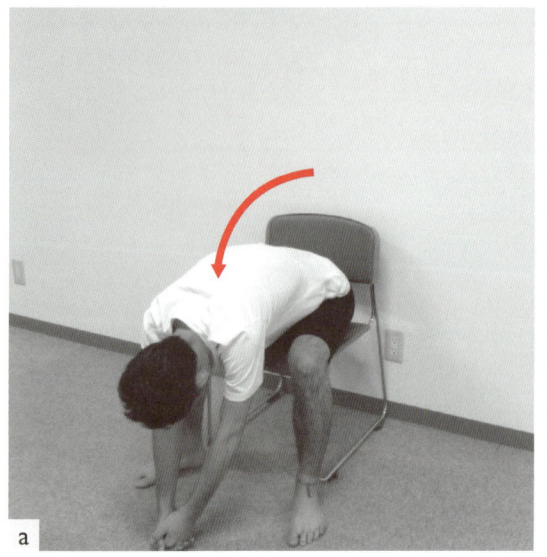

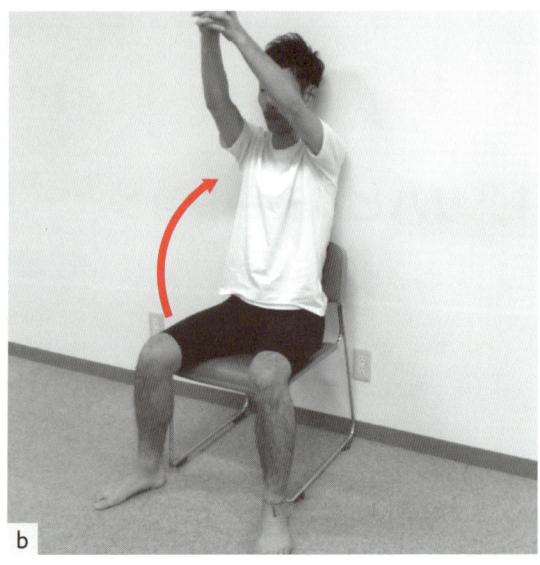

図 38　肩関節可動域練習
a：拳を床につける，b：拳を頭上にあげる．

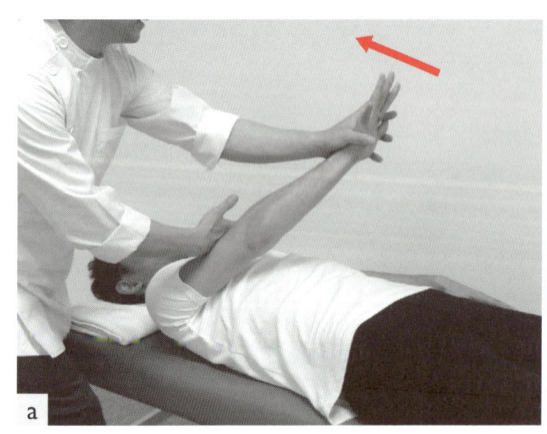

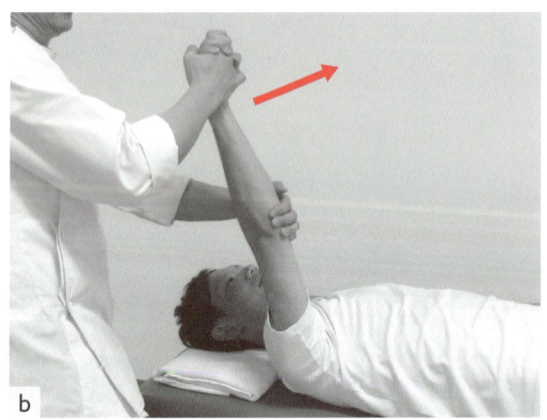

図 39　上肢 PNF 運動
a：伸展－内転－内旋パターン，b：屈曲－外転－外旋パターン

②タオル牽引（図 40）
　セラピストと患者が1本のタオルの両端を握り，患者はセラピストの引く力に抗して引き返します．セラピストはタオルを引く方向を適宜変化させます．強い力で急激に引くことは避けます．

3）殿筋，ハムストリングス，下腿三頭筋のストレッチング（図 41）
　下肢背側の筋を積極的にストレッチします．両側の手掌を床につけてしゃがみます．ゆっくりと臀部をもちあげて膝を伸ばし5秒数え，再度しゃがみます．これを10回程度繰り返します．

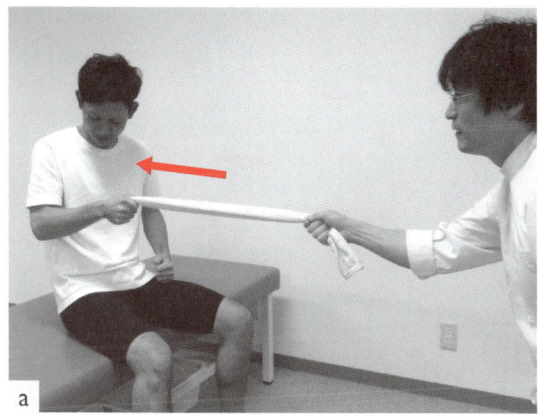

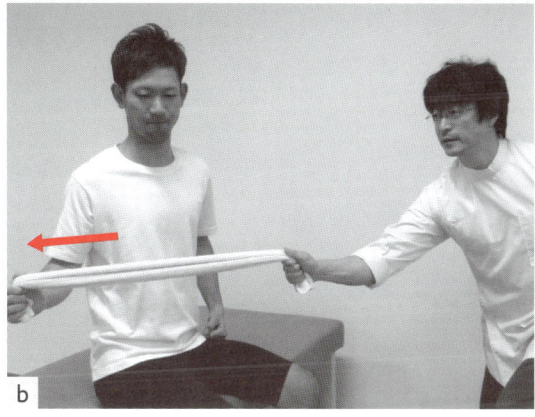

C　緩解期：thawing phase の取り組み

図 40　タオル牽引
a：外旋方向，b：伸展方向

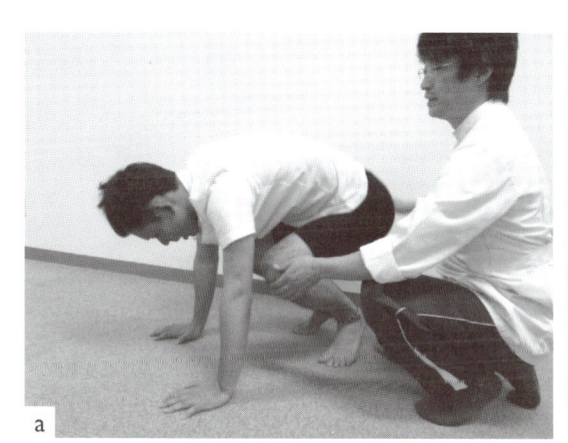

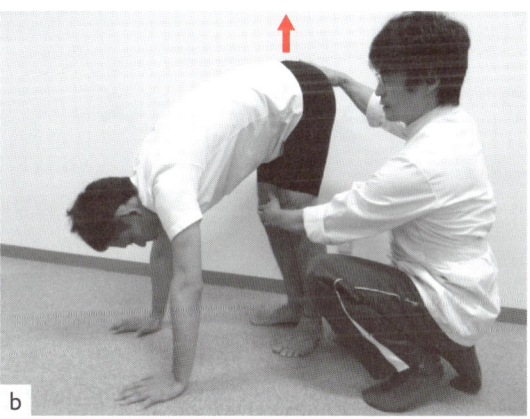

図 41　殿筋，ハムストリングス，下腿三頭筋のストレッチング
a：膝屈曲，b：膝伸展

4）肩関節の運動感覚練習（図 42）

　セラピストは患側の上肢をしっかりもち，さまざまな肢位で保持します．患者は健側の上肢で動きを模倣します．はじめは開眼で行い，動きを理解できたところで，閉眼で行います．

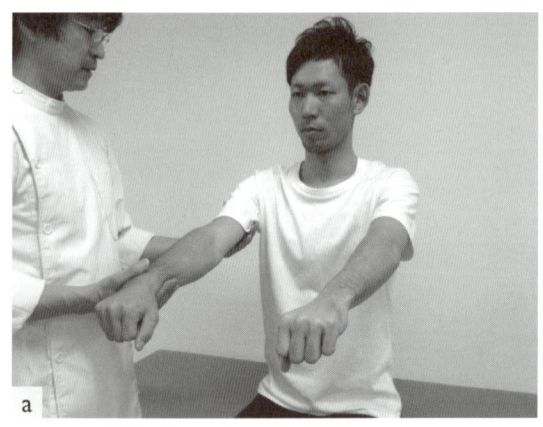

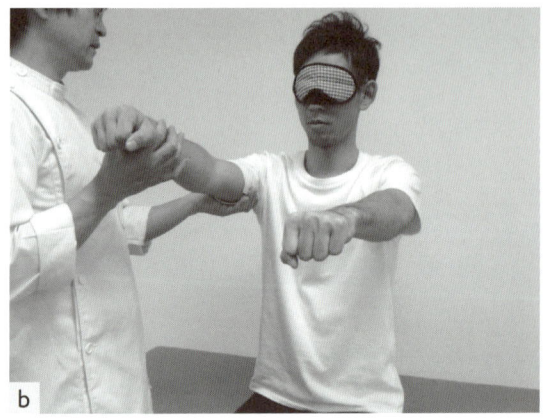

図 42　関節運動感覚練習
a：開眼練習，b：閉眼練習
セラピストは患側の上肢（この場合は右側）を動かす．どの角度で痛みが現れるのかを確認しながら行っていく．

2. ホームエクササイズ

> **❗ この時期のポイント**
>
> リハビリテーションに通う頻度も減り，セラピストに指導されたホームプログラムを続けて行っている時期です．両肩が同時に障害されたり，同じ肩が再発することはきわめてまれといわれていますが，肩の障害を予防することが今後の課題となります．現在行っているスポーツや趣味活動の運動特性にあわせて，肩の運動や全身の体操を継続することが必要です．
>
> - 肩の障害予防
> - 活動の特性にあわせた体操の継続

ⓐ 緩解期ホームエクササイズの目的
- 日常生活でできる障害の予防
- 肩関節の可動域維持

ⓑ 緩解期ホームエクササイズの実際
日常生活のなかで積極的に肩や腕を使うようにします．

1）四つ這い位交互交叉バランス（図 43）
　左上肢と右下肢，および右上肢と左下肢の交互の組み合わせの動きを，四つ這い位から始めていきます．

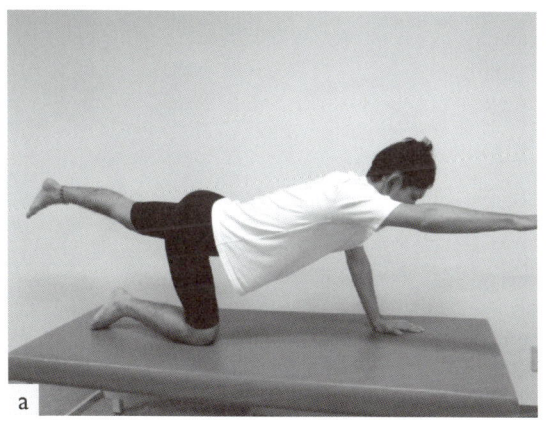

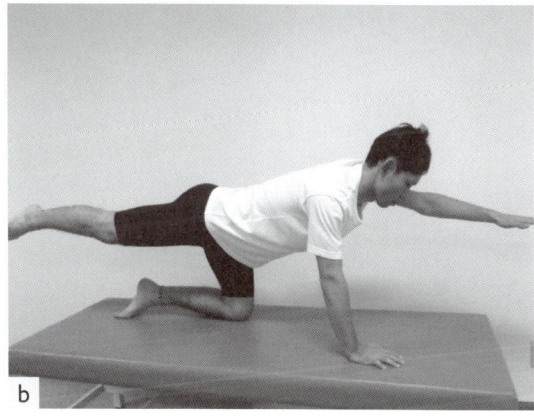

図43　四つ這い位交互交叉バランス
a：右上肢挙上，b：右上肢支持

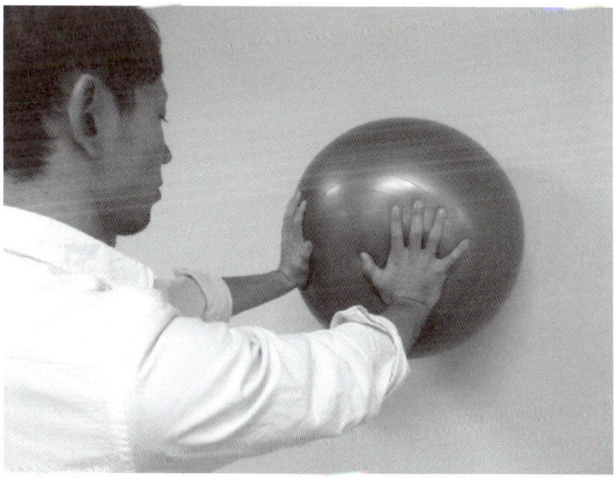

図44　バルーン押し

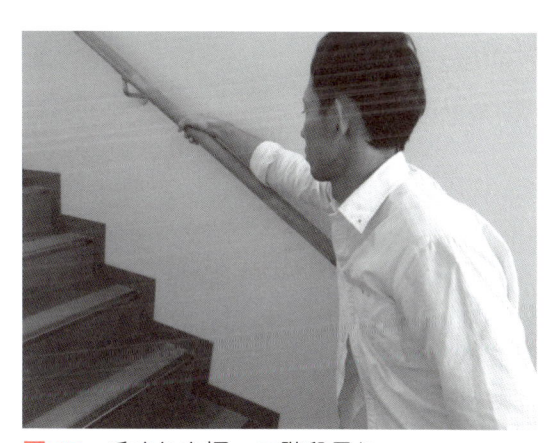

図45　手すりを握って階段昇り

2）バルーン押し（図44）
　健側と患側の両肩に均等に力が入るようにしながら，壁に向けてバルーン（ゴムボール）を押しつけます．ボールはできるだけ高い位置に置いて行います．

3）手すりを握って階段昇り（図45）
　患側の上肢でできるだけ上方の手すりを握り，腕の力で身体を引きあげます．

4）扉の開閉（図46）
　引く，押す動作を患側の上肢で行います．

5）窓拭き運動（図47）
　できるだけ手をあげて，高いところをから拭きします．肘を伸ばした状態，肩の内転・外転運動，肘を曲げた状態で肩の内旋・外旋運動になります．

第4章 リハビリテーションとホームエクササイズ

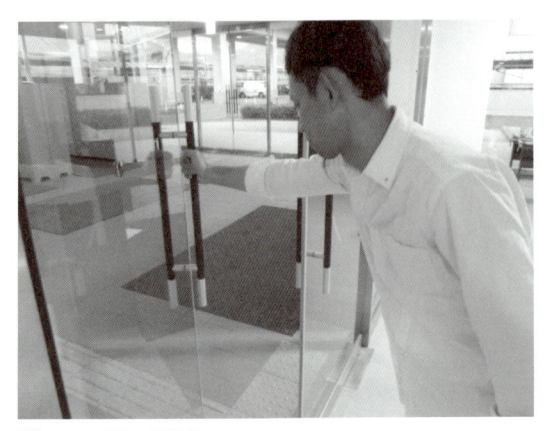

図 46　扉の開閉

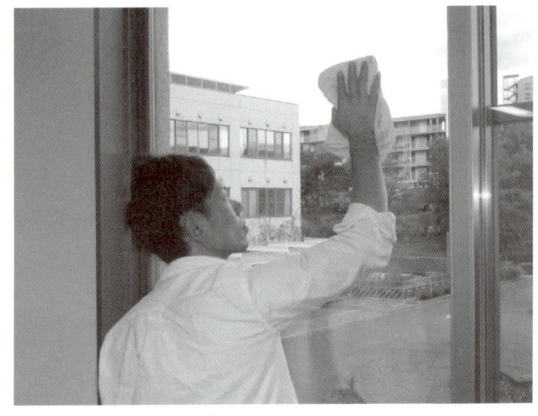

図 47　窓拭き運動

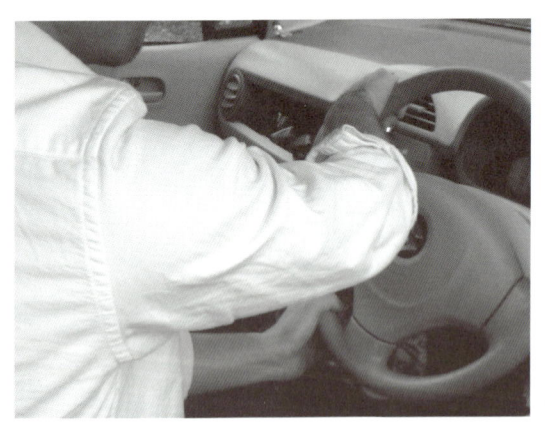

図 48　ハンドル操作

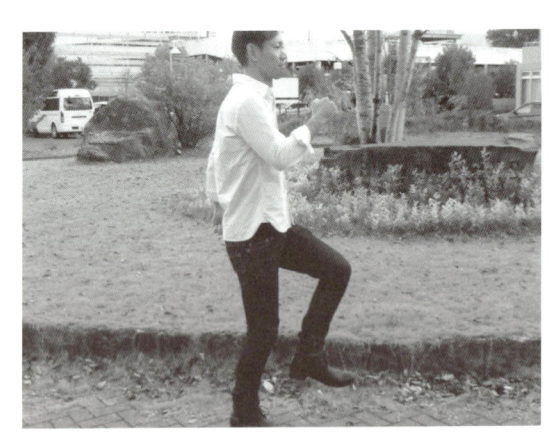

図 49　ウォーキングでの腕振り

6) ハンドル操作（図 48）

　左右にハンドルを切ると肩の内旋，外旋運動になります．

7) ウォーキング（図 49）

　全身運動としてのウォーキングでは腕の振りも重要な要素です．肩を適度に使うことが大切です．肘を 90°に曲げて大きくスイングします．

（山本良彦）

Column 4：注射療法

　五十肩は比較的に予後良好のため，治療の基本は保存療法です．その保存療法の中核を担う注射療法の手技を紹介します．

注射療法の選択
　安静時痛や夜間痛は，肩峰下滑液包炎が原因となる場合が多く，注射頻度が圧倒的に多いのも肩峰下滑液包です．これらで効果がないときには関節腔内に注射することもあります．正確に目標部位に注射をするために，最近では超音波ガイドのもとで行う手技が推奨されるようになってきました．

注射療法の実際
1）関節内注射
　局所麻酔薬，副腎皮質ステロイド薬，ヒアルロン酸を適宜組み合わせた薬液を注射します．週に1回ずつ合計4〜5回を上限に行われます．
①肩峰下滑液包内注射
　肩峰前角2cm前方，2cm外側に注入します．
②肩関節腔内注射
　肩関節拘縮で夜間痛が強い時期に行います．関節腔内へ注入します．
2）神経ブロック療法
　痛みにかかわる神経やその周辺に局所麻酔薬を注入します．痛みや筋緊張を取り除くことで血行改善と炎症の抑制，自律神経の機能改善を行う療法です．
3）関節内圧減圧法（joint distension）
　関節腔内に局所麻酔薬，生理食塩水，副腎皮質ステロイド薬を組み合わせた薬液を注入して破裂させることで，内圧減少による除痛効果を期待する手技です．注入後に前方挙上，次に側方挙上・内旋動作を他動的に行います．そうすることで肩甲下滑液包から薬液の流出（関節内圧の減圧）がみられ，除痛効果が得られます．

（浅川未来・山本良彦）

Column 5：物理療法

　第4章で述べた「リハビリテーションとホームエクササイズ」と併用して，物理療法を行っていきます．効果を得るためには，時期や症状に合わせて適切に物理療法を選択することが大切です．

物理療法の選択
①急性期：炎症を抑制させるために寒冷療法が中心となります．その他に痛みを緩和させるための電気刺激療法や超音波療法を行います．
②慢性期：硬化した軟部組織の柔軟性を改善させるため，この時期から温熱療法を取り入れます．
③緩解期：組織の柔軟性を高めるために，温熱療法が中心となります．

物理療法の実際
1) 寒冷療法 (図A)
①効果：組織温度を低下させることで，炎症に伴う熱をさげます．また痛覚を伝達するAδ線維の活動を低下させ，痛みを抑制させます．
②実施方法：圧痛や運動時痛が出る部位にアイスパックやビニール袋に氷を入れたものなどを15〜20分間あてます．炎症徴候がみられるときには，2〜3時間おきに行います．
③注意事項：冷却性アレルギーが起こることがあるので，無理はしないようにします．

2) 超音波療法 (図B)
①効果：急性期は炎症抑制，慢性期〜緩解期は組織の柔軟性向上
②周波数・出力：3 MHz（皮下1〜2 cm）・0.5 W/cm^2
　　　　　　　1 MHz（皮下2〜5 cm）・1.5〜2 W/cm^2
③時間：5〜10分/2×ERA（有効照射面積）

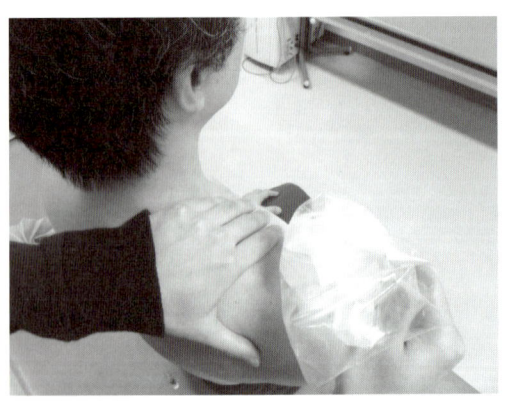

図A　寒冷療法
ビニール袋に氷を入れてアイスパックとして用いている．

④注意事項：「ズーン」とする超音波痛がある場合，出力をさげて行います．導子は目的とする部位に対し直角にあて，小さな円を描きながらゆっくりと動かします．

3）温熱療法（図 C）
①種類：ホットパック・極超短波療法など
②効果：皮膚および皮下組織の温度上昇と血流増加をもたらすことで，鎮痛，筋スパズムの軽減作用があります．
③注意事項：炎症の強い時期は禁忌です．

4）電気刺激療法
①種類：干渉電気療法・TENS など
②効果：侵害受容神経線維（C 線維）を電流で刺激し，内因性オピオイドの放出による痛みコントロールや，筋肉の反復収縮を起こすような刺激を与え，血流を改善させることによる痛みの抑制効果などが期待できます．
③注意事項：疼痛部位をしっかりと特定し，その部位に通電します．電気刺激通電後にリハビリテーションやホームエクササイズを行います．

（浅川未来・山本良彦）

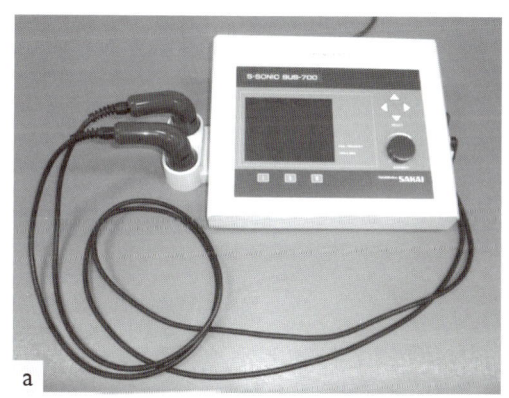

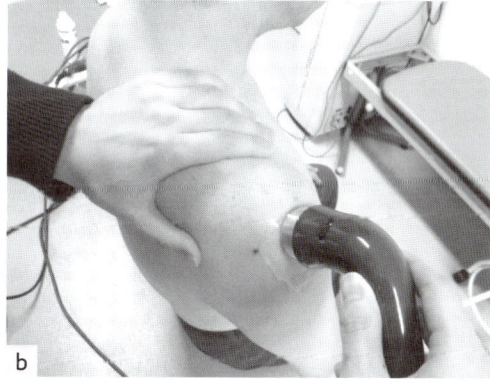

図 B　超音波療法

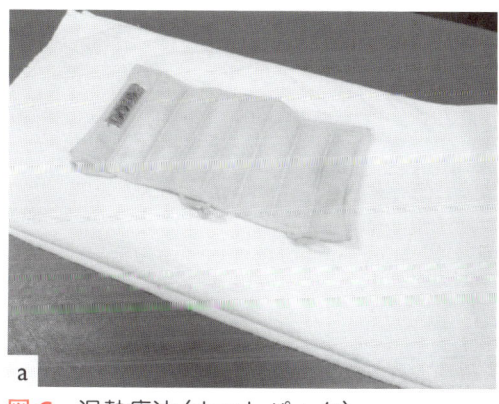

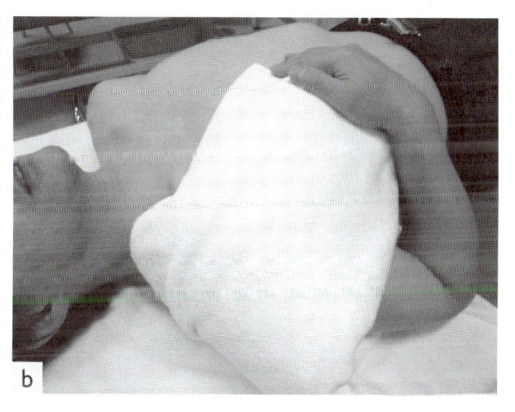

図 C　温熱療法（ホットパック）

Column 6：手術療法

　治療の第一選択は保存療法です．そのほとんどで症状の改善が得られますが，難治例も存在し，長期間にわたり日常生活に支障をきたし，夜間痛に悩まされることもあります．そのような難治例に対し，手術療法を行う場合があります．

手術の適応
　下記の項目のどれかにあてはまる場合，手術を検討します．

◎3か月以上持続する肩関節の痛み（夜間痛）がある症例
◎3か月以上持続する他動可動域制限がある症例（屈曲 90°以下もしくは外旋 10°以下，挙上 90°あるいは下垂位での外旋 20°以下）
◎6週間の保存療法を行っても全く改善がない（注射療法が可動域制限の改善に効果がなく，痛みに対しての効果が一時的な症例）
◎種々の画像診断により腱板完全断裂が否定された症例
◎治療時間短縮を望む症例

手術前の準備
　肩関節周囲筋の短縮などの関節外拘縮要素を取り除くための可動域練習，リラクゼーションを実施します．

鏡視下肩関節授動術手技
1）マニピュレーション（徒手授動）
　全身麻酔下において，まず可動域の評価を行います．その後，愛護的に，①肩甲骨面での挙上，②外転位での外旋・内旋，③下垂位での外旋・内旋，④水平屈曲の順番で徒手授動を行います．それでも可動域制限（屈曲 160°，第1肢位外旋 90°，第2肢位外旋 90°，内旋 70°以上を目標とする）が残存すれば，鏡視下手術に移行します．

2）鏡視下授動術（関節包・靱帯全周切離術）
　体位は側臥位で，肩関節を牽引しながら行います．関節鏡は後方から刺入します．電気メスを使用し，肥厚瘢痕化した腱板疎部や拘縮の原因となる靱帯・関節包の解離を行います．肩峰下滑液包を鏡視し，癒着や滑膜増殖などの所見があれば切離します．

リハビリテーション
　それぞれの病院でリハビリテーションのクリニカルパスが組まれています．流れとしては，翌日から理学療法士による他動的可動域練習（CPM〈continuous passive motion〉装置の使用も含む）や，滑車を用いて健側の手で患側の肘を支えて行う自己補助の可動域練習を行い，自動運動も特に制限せず行います．術後1週間程度は原則として三角巾やアームスリングを使用しますが，長期の使用は内旋位での拘縮を生じるため，痛みが軽減すれば除去していきます．
　外来の通院は経過の観察と拘縮予防の可動域練習のため，術後1か月間は行います．術後1か月の時点で夜間痛がなく，日常生活活動に支障がなければホームエクササイズ指導を行い，定期的な通院は終了します．

（浅川未来・山本良彦）

第 5 章

生活指導

A 生活指導の実際

1. 日常生活における肩の役割

　肩は多くの筋・靱帯から構成されている関節であり，可動範囲の大きな関節です．肩の働きにより，より複雑な日常生活を果たすことが可能になっています．前後左右に腕をもちあげて自由な動きが可能なのも，肩の働きによるものです．

　また，腕をもちあげる働きだけでなく，肘を動かすとき，手を動かすときの土台としての働きもあります．肩がしっかりと支える働きをしつつも，十分な可動域を発揮することで，それより遠位の肘・手関節・指が力を発揮し，細かい動作も可能となっているのです．

　五十肩では，この腕の動きの基礎となる肩に痛み・可動域の制限・筋力低下などが生じるため，日常生活にも大きな影響を与えます．多くの日常生活で痛みや可動域制限による困難を生じ，動作に工夫が必要となります．

　また，肩自体の障害だけでなく，土台である肩の機能が不十分になることで，手や肘を動かす場合にも不安定となり，安定した動作が行えません．そのような場合には，一見，肩を使っていないようにも思える「文字を書く」「包丁を使う」などの日常生活の動作にも影響を与えることになります．

- 肩は日常生活のなかで腕を動かす中心となる関節である．
- 肩は腕の動きだけでなく，肘・手首・指など末梢の関節の動きを安定させる働きをもつ．
- 肩の障害は日常生活のすべての動作に影響を与える．

2. 生活指導のポイント

　急性期の治療は安静が基本となり，できる限り動きによる痛みを起こさないことが大切です．日常生活でも同様に，動きによって痛みを生じさせないことが原則です．そのため，方法の変更や道具の使用などの工夫が必要となります．

　また，徐々に痛みが落ち着いてくるころ（慢性期・緩解期）は，日常生活でもできるだけ肩を動かす機会をつくっていくことが必要になってくる時期といえます．痛みが出ずに肩を動かせる範囲はだんだんと広がっていくので，基本的にはその範囲内で動かすことが望ましいです．

　元通りの生活が送れるよう，無理なく少しずついろいろなことにチャレンジしていくにも大切な時期といえるでしょう．ただし，痛みを我慢して動作を行ったり，急激に肩を動かす動作（スポーツなど）を行うなど，あせって無理をすると痛みが再発する原因

A 生活指導の実際

にもなりますので注意が必要です．

- 急性期には日常生活でも痛みを生じないよう，工夫を行う．
- 慢性期・緩解期には，肩の機能回復にあわせて日常生活でも積極的に動かしていく．痛みを我慢せずに行える範囲で行うこと．
- スポーツなど，激しい動きにチャレンジする場合は段階的に行うこと．

3. 更衣動作

a 動作の特徴
①誰もが毎日行う動作です．多い人では朝パジャマから普段着に着替え，会社に出勤し制服に着替える，さらには退社時に普段着へ，夜にはまたパジャマへと，1日に何回も行う場合もあります．
②肩が大きく内旋・外旋の動きをする必要があるため，特に痛みの出やすい動作です．衣服の形態に注意し，適切なものを選ぶこと，動作方法を工夫することで痛みを減らすことができます．自己流の方法で行っていることも多いため，セラピストは確認し，必要な場合にはアドバイスを行うことが必要です．

b 指導の実際・手順
1) 適切な衣服
- タイトな服は避け，サイズのゆったりしたもの
- 伸縮性のある生地のもの
- 上衣では，かぶるタイプの服は避け，前開きのもの
- 暑い時期でも冷えを予防するため，ノースリーブは避け，袖のあるもの

2) 動作手順・ポイント（図1～4）
①上　衣
　シャツ・セーターなどの上着のことです．動作の方法を工夫することで，痛みを減らすことができます．基本的に，患側の上肢は体幹につけたまま動作を行うようにするようにします．
②下　衣
　ズボン・パンツなどの下半身の衣服のことです．脱ぐ動作は片手でも可能な場合が多いです．はく動作では，腰に手をまわして衣服を引きあげる動きが必要になるため，痛みを伴いやすくなります．動作は，健側で行うことが基本になります．ゆったりしたものを選び，少しでも楽に行えるようにしましょう．

95

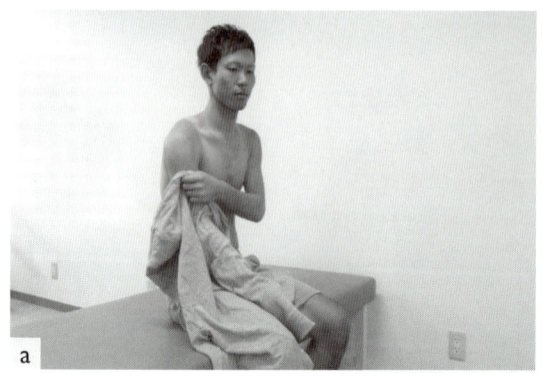

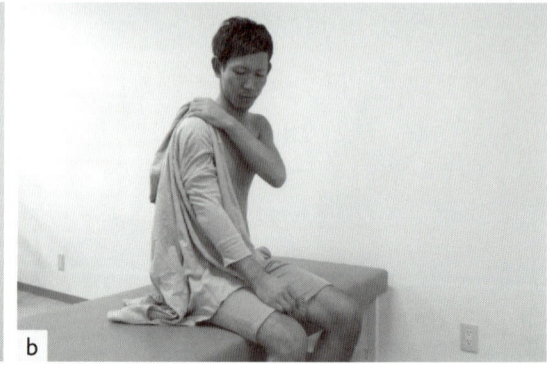

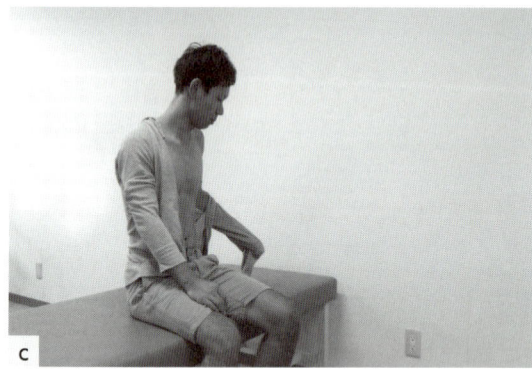

図1 更衣①：前開きの服を着るとき
　　　　（患側（右），健側（左））

a：最初に患側から袖を通す．
b：患側の上肢をできるだけ奥まで通す．
c：健側を通し，乱れを修正して完了．

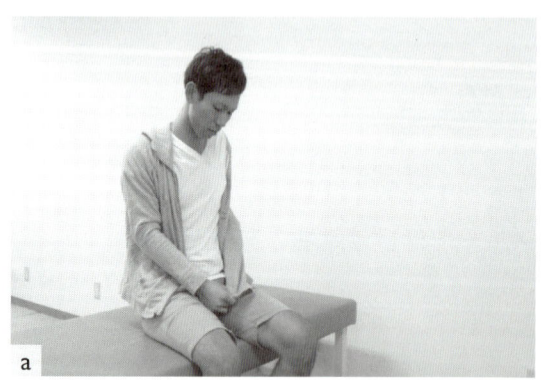

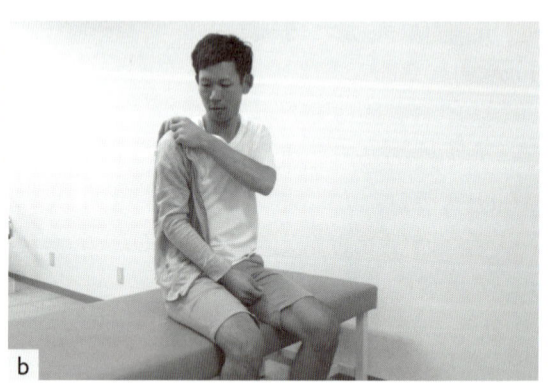

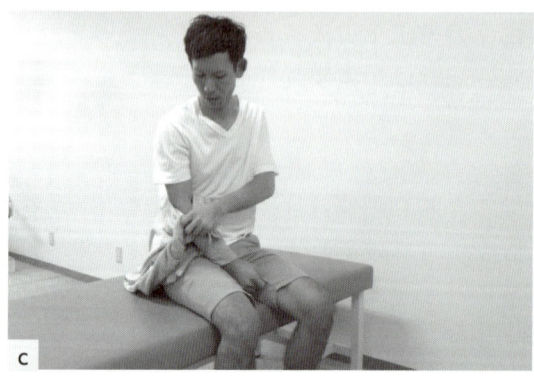

図2 更衣②：前開きの服を脱ぐとき
　　　　（患側（右），健側（左））

a：健側の上肢を袖から抜く．このとき，身体の後ろではなく前方で行うこと．
b，c：患側の上肢を抜く．患側を体側から離さないよう行う．

A 生活指導の実際

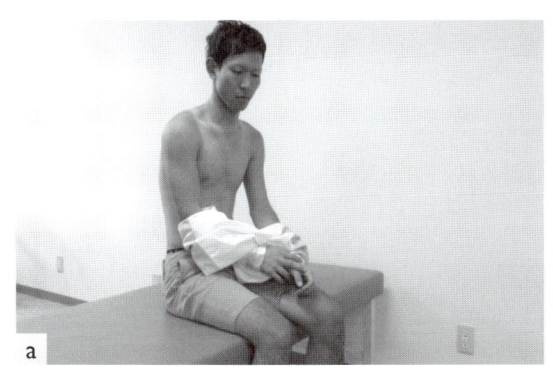

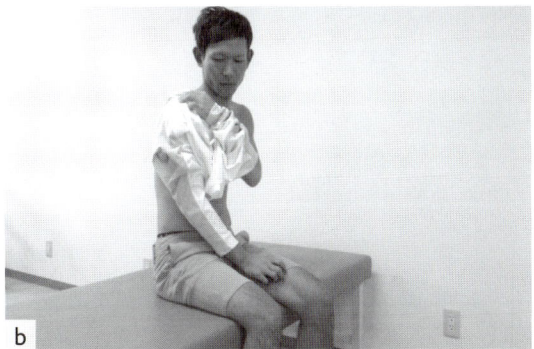

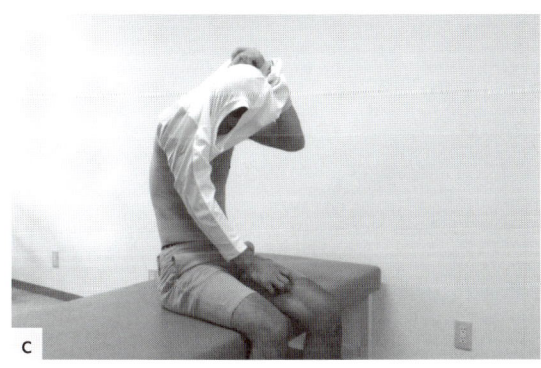

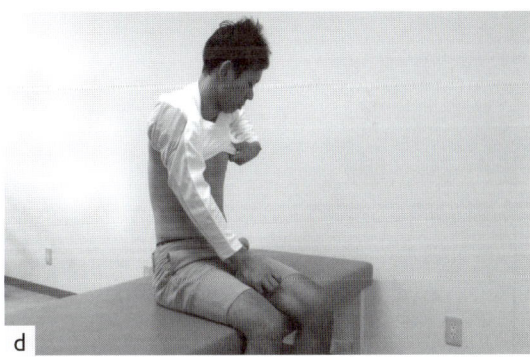

図3 更衣③：かぶるタイプの服を着るとき（患側（右），健側（左））
a：両上肢を袖に通す．
b：患側は肩まで通す．
c：健側の上肢を使って，頭を通す．
d：乱れを修正して完了．

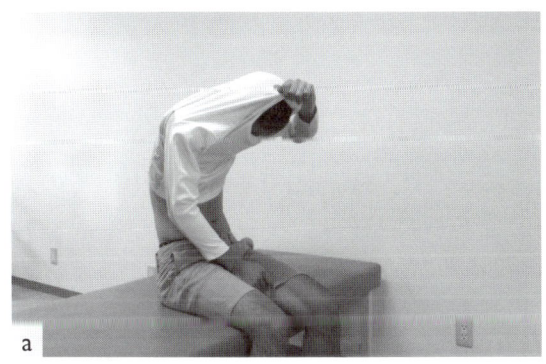

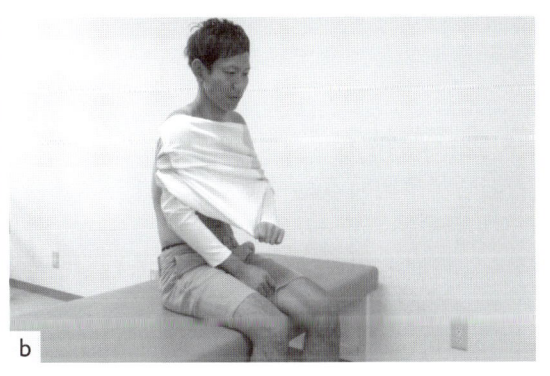

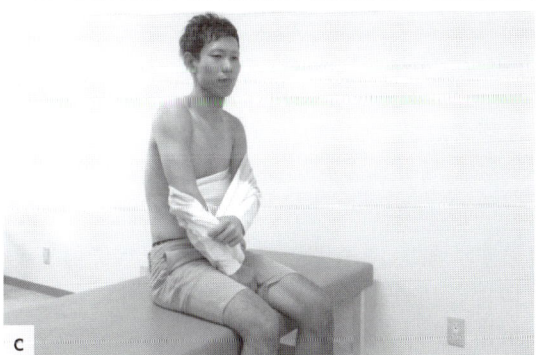

図4 更衣④：かぶるタイプの服を脱ぐとき（患側（右），健側（左））
a：健側の腕を使って，頭を抜く．
b，c：両腕を抜く（患側を体側から離さないように）．

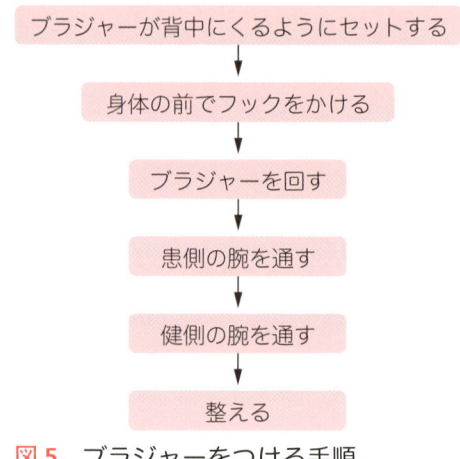

```
ブラジャーが背中にくるようにセットする
          ↓
身体の前でフックをかける
          ↓
ブラジャーを回す
          ↓
患側の腕を通す
          ↓
健側の腕を通す
          ↓
整える
```

図5　ブラジャーをつける手順

③下　着

　女性のブラジャーのつけ外しが困難になることが多いです．背中に腕をまわしホックをかける動作は，肩を大きく内旋させる必要があり，痛みを生じやすい姿勢といえます．図5 に示した手順で行うとよいでしょう．

　また現在では，カップ付きのキャミソールなど，代用できる下着も多く出まわっているので，痛みの強い時期には検討してみるのもよいでしょう．

4. 整容動作

　身だしなみを整える動作のことをいいます．これには顔を洗う，歯を磨く，髪の毛を整える，などが含まれます．

ⓐ 動作の特徴

①誰もが毎日行う動作です．身だしなみを整えることは，家庭内でも社会でも，その人の人格の一面が判断される材料となるため，とても大切です．
②普段は両手で行う動作が多くあります．急性期には両手で行うことがむずかしくなるため，片手でも行える工夫をする必要があります．

ⓑ 指導の実際・手順

①歯磨き

　利き手に症状が出現したときには困難を生じます．反対の手で肘を支え，肩にかかる上肢の重さを免荷するとともに，肩の動きが少なくなるようにしましょう．

②整髪（図6）

　五十肩では最も影響の出やすい動作の一つです．頭の後ろに手をまわすときには，肩の外転位での外旋が必要なため，痛みを生じやすくなります．

　特に女性では，髪が長く，ドライヤーを使用することがあるため，非常に不便を生じ

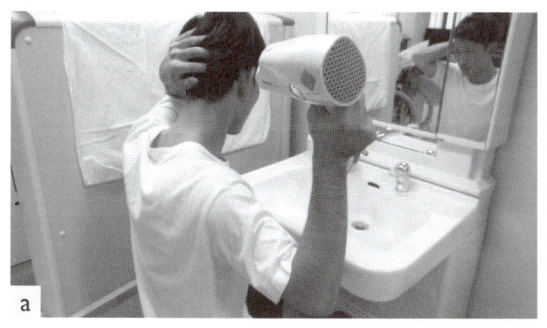

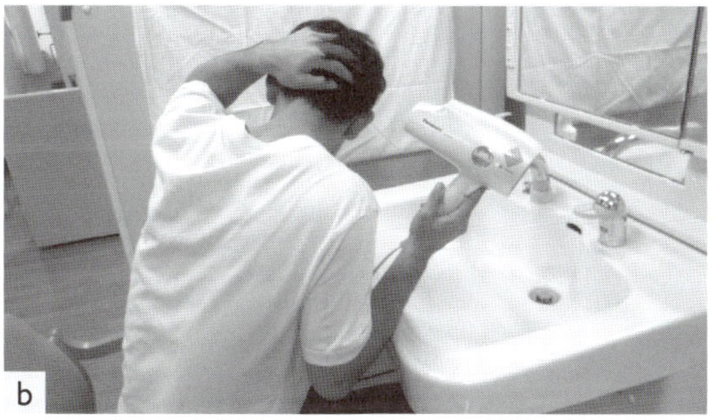

図6　整髪
a：正常時，b：五十肩（右側）．椅子に座り，洗面台で上肢を固定する．

ます．ドライヤーを使用するときには，図6のように椅子にかけ，洗面台に肘を置くことで肩を固定して行うようにするとよいでしょう．

③洗　顔

　主に肘の屈伸で行う動作であるため，肩の障害では影響が出にくいといわれています．ときに，両手で水をすくう動作がむずかしくなることがあります．普段以上に深く前にかがみ，顔を手に近づけていくと肩の動きは少なくて済みます．場合によっては，ぬらしたタオルで顔を拭く方法を検討してもよいでしょう．

5. 入浴動作

a 動作の特徴
①清潔を保つため，基本的に毎日行われる動作です．
②多くの工程を含む動作です．使用する物を工夫したり，動作の工夫を行うことで痛みを減らすことができます．

b 指導の手順・実際
1）洗体動作（図7）

　身体を洗うことをいいます．背中を洗う際に肩の内旋・外旋が必要となり，困難が生じます．

　柄付きのボディブラシが市販されているので，使用するのも一つの方法です．ボディタオルを使用する場合には，できるだけ長さの長いものを準備すると使用しやすいです．その際には，図7のように患側の肩は動かさず，体側につけた状態で肘の屈伸を利用して動作を行うと痛みが生じにくくなります．

2）髪を洗う（図8）

　整髪と同様，後頭部を洗うことがむずかしくなります．健側で行うことになりますが，市販のシャンプー用ブラシを用いると，患側の側頭部など力の入れにくい部分も容易になります．患側でも洗う場合には，図8-bのように深くかがんで行うとよいでしょう．

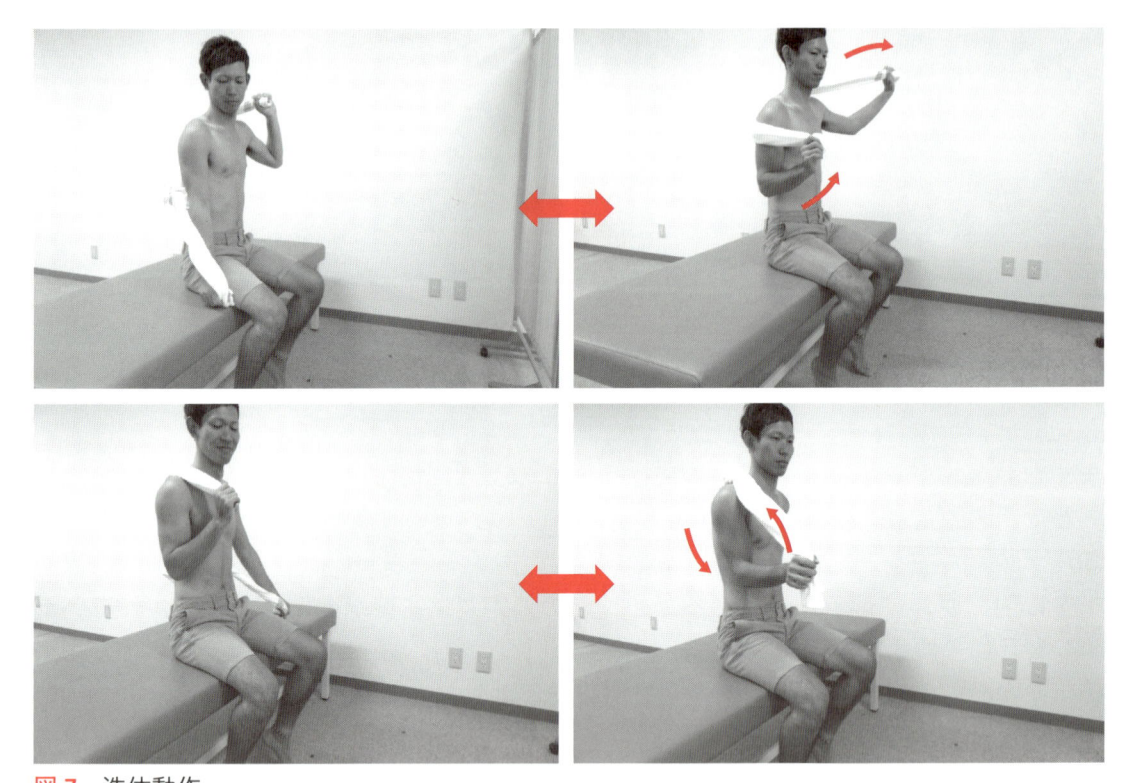

図7　洗体動作
患側（右）上腕は身体に固定し，肘の屈伸で動作を行う．

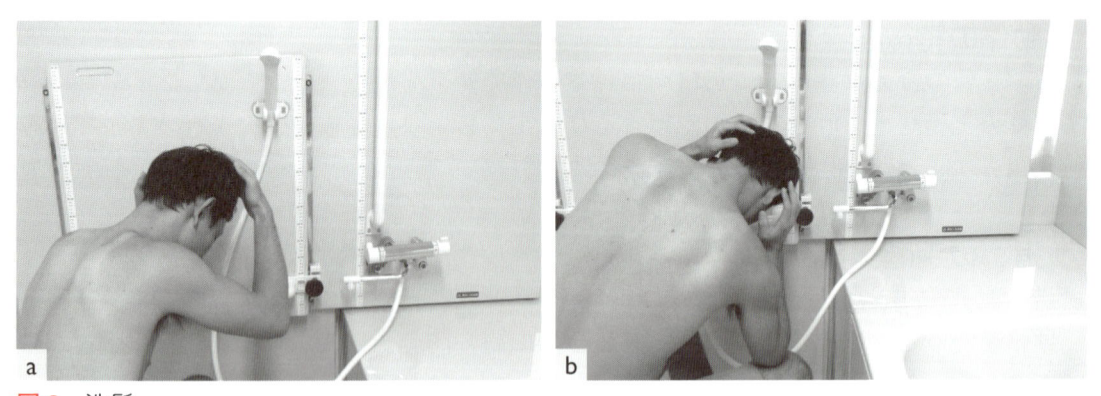

図8　洗髪
a：正常時，b：五十肩（右側）．深くかがみ，患側の肘を膝で固定して肩の負担を減らす．

ⓒ 湯船につかったほうがよいか？

　湯船につかることは，時期によって注意が必要です．痛みを感じてから間もない急性期の時期には，肩周囲の炎症が強い場合が多いです．そのようなときに肩周囲を温めることは，炎症を助長することがあるので，肩を直接温めることは避け，全身も温めすぎないよう短時間で済ませるとよいでしょう．

　慢性期・緩解期には筋の緊張による血行不良，筋の短縮による動作時の痛みである場

合が多いです．温めることで筋の緊張が和らぎ，血流も改善します．入浴のときには痛みが和らぐ患者も多くいます．そのような時期にはゆっくりと湯船につかり，心身ともにリラックスしましょう．

6. 睡眠時の姿勢

ⓐ 五十肩の夜間の痛み

　五十肩の患者は，夜間の痛みを訴える場合が多くあります．睡眠は脳と身体の疲れを取る大切な休息の時間です．睡眠中にはホルモンが分泌されたり，自律神経の働きが調整されたりもします．

　睡眠不足は心身に多くの影響を与えます．集中力や判断力，記憶力などが低下し，昼間でもボーっとしてしまったり，気分が落ち込んでしまうこともあります．気持ちが不安定になるため，肩の痛みにも敏感になり，さらに落ち込んでしまう，また精神的な緊張状態が続くと筋も緊張しやすくなってしまう，といった悪循環になることも考えられます．

　このように五十肩により，肩の痛みという苦痛だけでなく，生活のリズム全体が狂ってしまうことによる苦痛という場合もあるのです．五十肩の治療においては，日中の痛みの様子だけでなく，睡眠時間や睡眠の質などの情報を確認し，痛みの起こらない工夫についてアドバイスを行うことも必要になります．

ⓑ 夜間に，なぜ痛みを感じるのか

　睡眠時に痛みが出る原因は諸説あり，はっきりしていませんが，以下のようなことがいわれています．

1) 炎　症

　肩周囲の炎症に伴い，その周囲の組織が腫脹し，関節内の圧力が高まるために起こるといわれています．

2) 冷　え

　肩周辺の冷えにより血行障害が生じ，痛みが起こる場合があります．特に明け方が最も体温の低下する時間帯であり，痛みを訴えることが多いです．

3) 常に肩が緊張している

　日頃の痛みに伴い，肩関節周囲筋の防御性の収縮が誘発され，常に肩周囲が緊張している患者が多いです．そのために可動域制限が生じ，夜間の寝返りに伴って関節運動が強制され痛みが出る，というのが原因の一つといわれています．

4) 睡眠時の肩のアライメント

　仰臥位（仰向け）では，ベッドと肩の間に隙間が生じやすくなります．肩が不安定な状態となり，無意識に筋の緊張が高まりやすくなるとともに，肩の前面の軟部組織が伸張されて痛みを生じます．さらに，肘が伸展していると肩の外旋が強制され，痛みが生じやすくなります．

　患側を下にした側臥位（横を向いて寝た状態）では，患側肩に圧力がかかり痛みが誘発されます．また，反対に患側を上にした場合には肩の水平内転が強制され，それにより関節包や腱板が伸張され，痛みを引き起こす場合があります．

c 夜間の痛みを軽減するための工夫

1) 冷えを予防する

　冷えると筋の緊張は増し，血行不良となります．冬場でも首から肩にかけては布団から出やすく，注意が必要です．夏場の暑い時期，特にクーラーを使用しているときには快適と感じていても，肩周囲が冷えてしまうことがあり，注意が必要です．袖付きのパジャマを選ぶこと，肩まわりにはタオルをかけるなどの対策を行う必要があります．

2) ポジショニングを行う

　ポジショニングとは，クッションなどを利用して，安全で快適な姿勢を保持することをいいます．五十肩の場合のポジショニングでは，リラックスすることで過剰な筋の緊張を和らげること，痛みの少ない姿勢を獲得することを目指します．

　具体的には，枕の高さの調節や肩関節の安定性の確保などが必要になります（図 9〜12）．

A 生活指導の実際

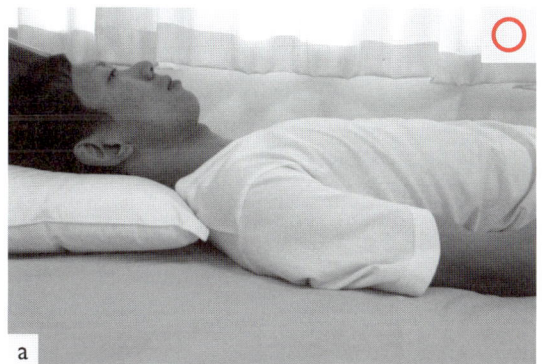

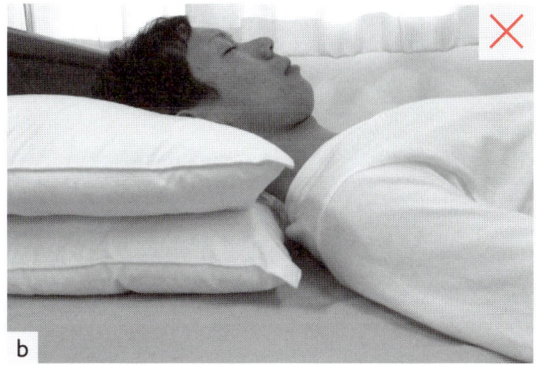

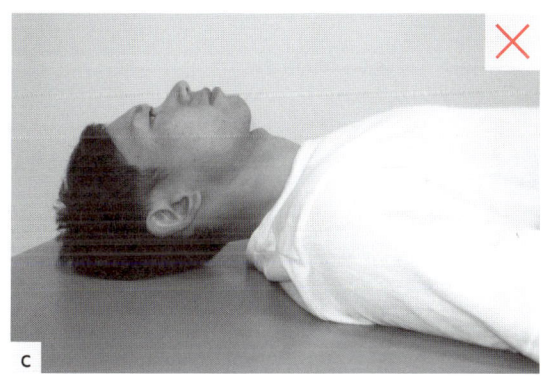

図9 枕の高さの調節
a：適切な高さ．高さが5〜6cmのものがよい．朝起きて症状が悪化している場合には，高さがあっていない可能性がある．
b：高すぎる．頸部が屈曲位になり，後面の筋や靱帯が常に伸張され負担となる．
c：低すぎる．頸椎の前彎が常に強制される形になり，負担となる．

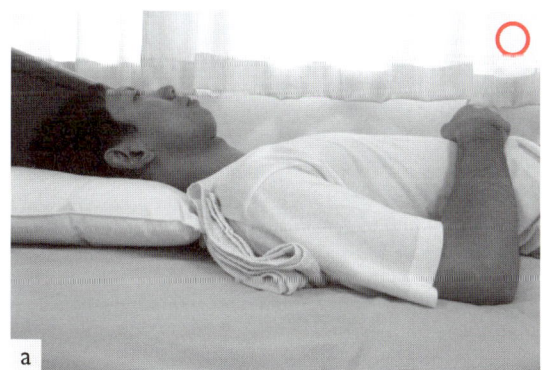

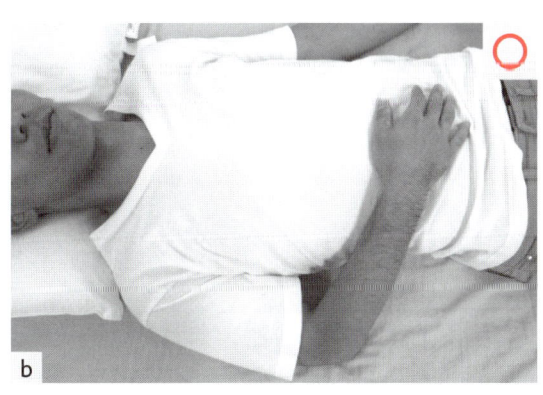

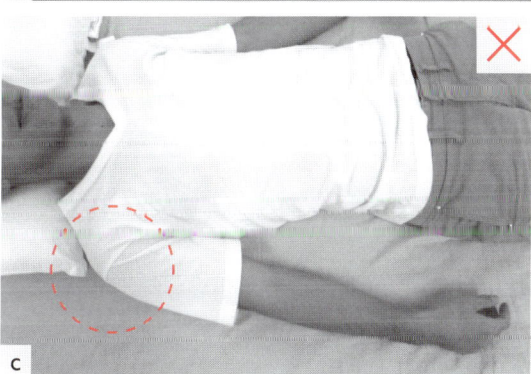

図10 仰臥位のポジショニング
a：寝具と肩の間の隙間を埋めるよう，肩の下にタオルを差し込む．タオルがずれないよう，下着とパジャマの間に入れるのもよい．
b：よい例．肘は屈曲位にする．
c：悪い例．肘が伸展すると肩の外旋が強制される．

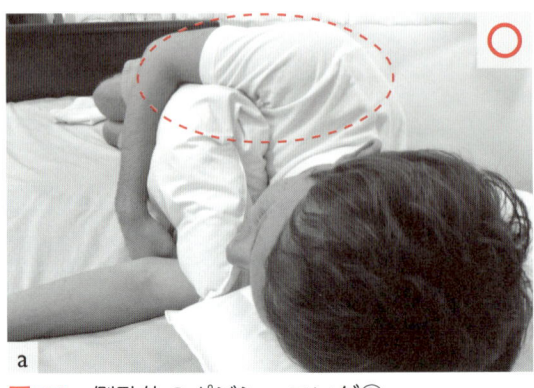

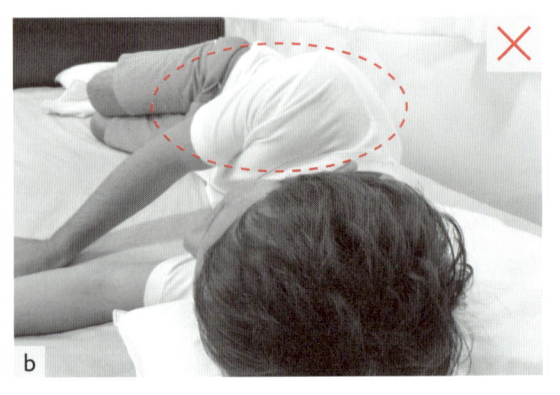

図 11　側臥位のポジショニング①
a：よい例．肩周囲の組織が伸張されると負担になるため，枕などで中間位を保持する．
b：悪い例．肩を内外旋中間位にすると，水平内転が強制されやすい姿勢．

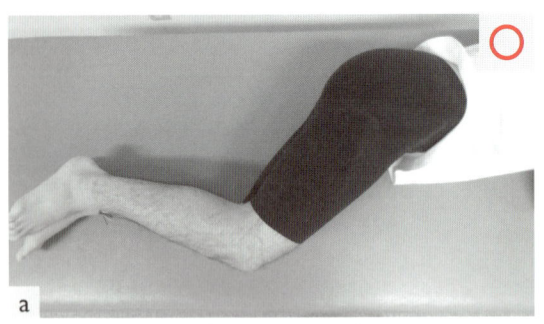

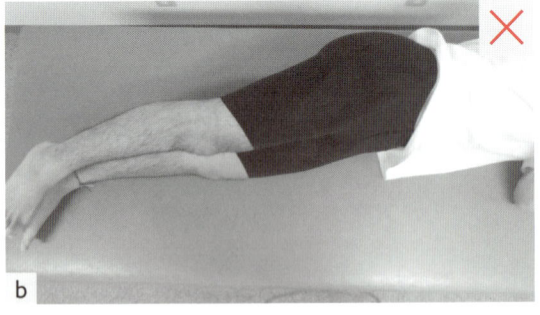

図 12　側臥位のポジショニング②
a：よい例．股関節，膝関節は屈曲位にし，骨盤後退しないよう安定させる．
b：悪い例．股関節，膝関節伸展位では骨盤は後方回旋し，肩甲帯も後退してしまう．

7. その他の注意すべき日常生活の動作

ⓐ デスクワークなど，同じ姿勢で長時間過ごす作業

　パソコン作業や読書など，長い時間，座ったままの作業で痛みが悪化することがあります．

ⓑ 家　事

1) 洗　濯

　洗濯物を干す作業に困難を生じます．物干し竿にかけた状態で干し始めるのではなく，痛みのない高さでハンガーにかけ，それから物干し竿にかけるようにしましょう．特に布団など重いものを干すことは，痛みの強い時期には避けるほうが望ましいです．

2) 掃　除

　掃除機がけ，雑巾がけなどあらゆる動作が制限されます．痛みの強い時期は無理に行わないことが原則となります．掃除機の柄を長めにするといった工夫があります．

3）買い物

重いものをもつことが困難になります．店内ではカートを利用し，負担を減らすようにしましょう．荷物も最小限にし，手にもつタイプのバッグよりも，ショルダータイプがより負担を減らせるものと思います．リュックサックタイプも肩に直接重さはかかりませんが，肩の前面に痛みのあるときには避けたほうがよいでしょう．

c 自動車運転

症状がどちら側にあるかによって，困難さに差があります．右側ではエンジンをかける，ウィンカーの操作などが必要になり，左側ではギアのチェンジなどが必要です．いずれの場合にもハンドルを回す動作では痛みを生じやすいです．まずは安全を第一にし，無理のない範囲で運転を行いましょう．

d その他

日常生活では，これまで述べた他にも上肢を使う動作は多くあります．
- 電話の受話器に手を伸ばす．
- 水洗トイレのレバーに手を伸ばす．
- 床に落ちたものを拾おうと手を伸ばす．
- 目覚まし時計を止める．
- テーブルの上のコップを取る．

など，五十肩では特に何気ない動作で強い痛みを生じることがあります．「これから動くぞ」と意識している場合には問題のない動きでも，無意識に手を伸ばした瞬間に痛みが起こることがあるので注意が必要です．

（松岡　綾）

B 予 防

　五十肩は原因不明の疾患であるため，はっきりとした予防策は明らかになっていません．しかし，慢性的な肩への負担が五十肩を誘発する一因となっているのではないか，といわれています．また，五十肩の患者の姿勢をみると，肩に負担のかかる姿勢となっている場合がほとんどです．

　「肩こりは五十肩への危険サイン」ともいわれています．肩こりは首や肩周辺の筋が緊張し，血流が悪くなった結果痛みを生じた状態です．痛みが長く続くと，その痛みが緊張を増強させ，さらに痛みが強くなってしまう，といった悪循環に陥ってしまうことがあります．五十肩の危険も高まってしまうのです．普段から肩こりのある患者は，注意が必要です．

1. 五十肩の前兆？：肩こりの要因と対策

　肩こりには「運動不足」「姿勢の悪さ」「ストレス」の3つが大きく影響しているといわれています．

> **肩こりの三大要因**
> - 運動不足：全身の筋がこわばりやすくなる．
> - 姿勢の悪さ：悪い姿勢によって同じ筋にばかり負担がかかるようになる．
> - ストレス：強いストレスは身体を緊張させ，血流を低下させる．

2. 生活に運動とリラックスを取り入れましょう

　現代人は，よほど意識的に身体を動かさない限り運動不足であることがほとんどです．最近では，子どもの運動不足が懸念されており，肩こりを感じる子どもも増えているようです．

　運動不足になると，身体全体の筋を使う機会が少なく，全身の筋の血流が滞り，こわばりやすい状態になります．特にデスクワークや長時間の運転をする場合などでは，肩周囲の同じ筋に負担がかかるようになります．長時間，同じ筋に負担がかかり続けることが肩こりの原因です．また，運動不足による筋力の低下も原因といわれています．筋力の弱まったところに仕事や家事などの負担がかかることで，肩こりの症状が出てしまいます．

　ここでは，肩のまわりをリラックスさせる運動を紹介します．仕事や家事の合間にこまめに行いましょう（図13，図14）．また，肩まわりの運動だけでなく，ウォーキングなどの全身運動も血行不良を解消させてくれます．

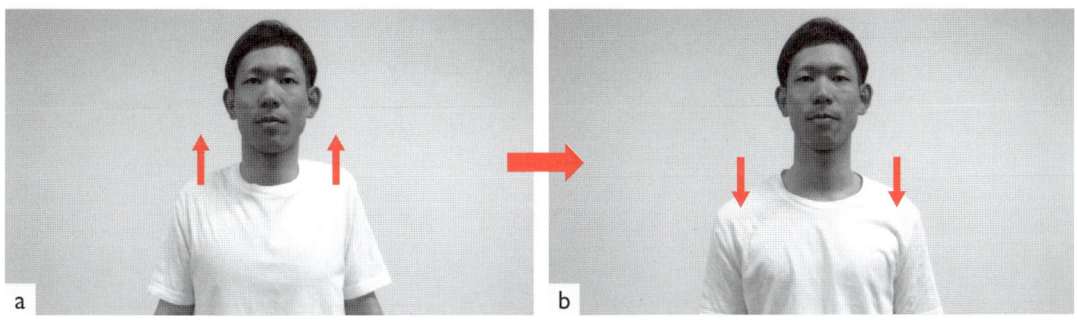

図13 頚部および肩周囲をリラックスさせる運動
a：肩を挙上させる．
b：肩をゆっくりと下制させる．必要以上に力が入り，肩が挙上している場合が多いので，できるだけ下までおろすほうを意識して行う．

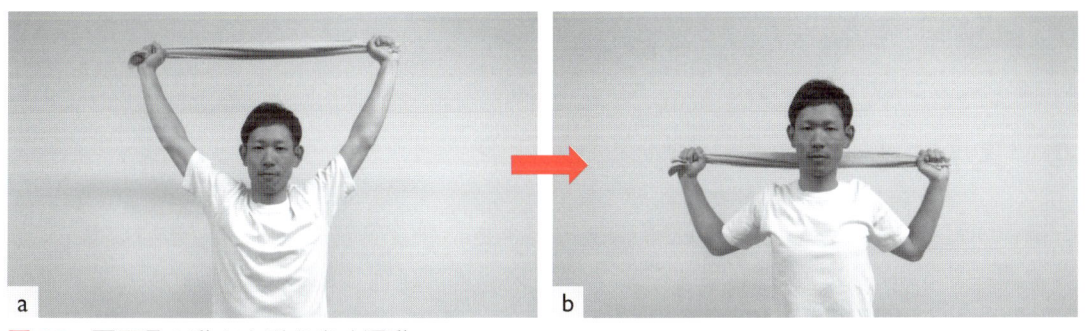

図14 肩甲骨の動きを引き出す運動
a：タオルを使う．タオルの端を両手でもち，腕をあげる．
b：ゆっくりと肘を屈曲し，タオルを頭の後ろにおろしていく．

3. 姿勢の悪さ

　ここでの姿勢の悪さとは，日常生活のなかでの姿勢の歪みを指します．椅子に座り，首を突き出すようにしてパソコンの画面をのぞき込んだり，猫背になっていたり…，こうした姿勢の歪みによって，特定の筋の疲労を引き起こし，これがこりとなっていきます．
　よい姿勢については，p.53第3章の「D 姿勢の評価」を参考にしてください．日常生活で悪い姿勢になりやすい例として，次のようなことがあります．
①やわらかいソファーに座る
　やわらかいソファーでは，身体が沈み込みすぎて姿勢が歪みます．ある程度硬さのある椅子に座ることが望ましいです．
②机と椅子の高さが合っていない
　デスクワークの方は，職場環境を見直してみましょう（**図15**）．

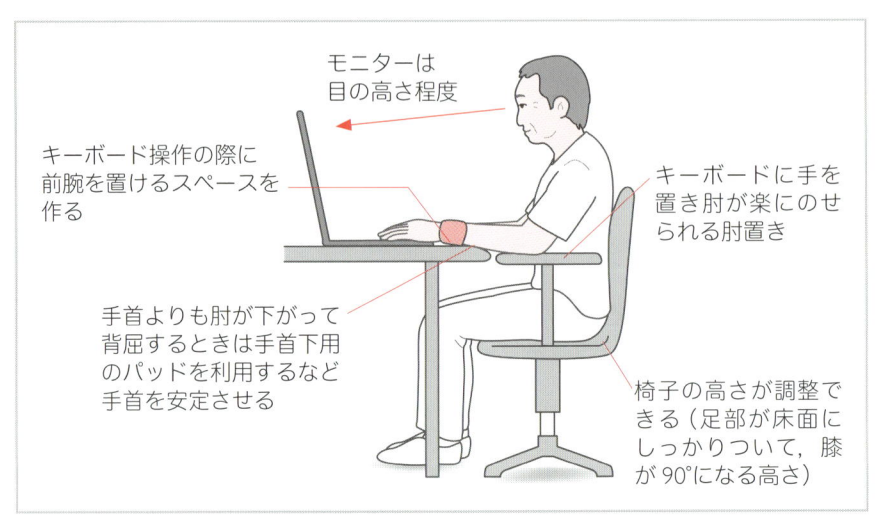

図15 机と椅子の高さが合っていない

4. ストレス

　精神的な強いストレスもこりの要因といわれています．強いストレスが持続すると，自律神経の乱れを引き起こします．自律神経の働きには血流の調節が含まれます．そのために血行障害を引き起こし，それが肩に起こった場合，肩こりとなってしまうのです．運動や趣味活動など，その人なりのストレス解消法をみつけておきましょう．

　肩こりはパソコンや家電製品などによって，私たちの生活が楽になったことの弊害といえるかも知れません．できる限り日常生活のなかで身体を動かす機会をつくることが何よりの予防といえそうです．

〔松岡　綾〕

参考文献

第1章　肩関節のしくみ
- 中村隆一（編著）：臨床運動学．第3版，医歯薬出版，2002
- 加藤文雄（監）：肩が痛い，腕が上がらない—五十肩．NHKきょうの健康Qブック⑳．NHK出版，2001
- 古東整形外科・内科：患者さんのための病気・ケガの参考資料．2005
（http://kotoseikeigeka.life.coocan.jp/index.htm）
- 渡辺指圧治療院：肩関節①胸鎖関節の解剖学（靱帯・関節包と胸鎖関節の動き）．2014
（http://cuon.me/shiatsu/post-260）
- 岡田　隆：プロが教える骨と関節のしくみ・はたらきパーフェクト事典．ナツメ社，2013
- 森原　徹，他：リハに必要な五十肩のキネマチックス．J Clin Rehabil 2009；**18**(8)：685-694
- 赤羽根良和：肩関節拘縮の評価と運動療法．運動と医学の出版社，2013
- 菅谷啓之：肩関節のみでなく，全身をみる—内部構造が破綻する前に，機能改善を．トレーニングジャーナル 2006；**28**(11)：12-15
- Clay JH, et al.（大谷素明 監訳）：クリニカルマッサージ．医道の日本社，2004

第2章　五十肩とは
- 橋本　淳，他：肩診療マニュアル．第3版，医歯薬出版，2004
- 高岸憲二（編）：肩関節・肩甲帯．最新整形外科学大系 13，中山書店，2006
- 織田弘美，他（編）：整形外科クルズス．改訂第4版，南江堂，2003

第3章　評　価
- 植村研一：痛み・しびれの病態生理と臨床評価．PTジャーナル 2008；**42**(2)：95-103
- 諸橋　勇：痛みとコンディショニング．高橋仁美，他（編）：理学療法士のためのコンディショニング入門—運動療法の効果を引き出すためのアプローチ．中山書店，2010：32-34
- 仲出公彦：整形外科領域における疼痛対策—痛みの総合的評価とQOL．別冊整形外科 1995；**27**：25-28
- 嶋出智明：疼痛の評価法の特徴，適応，方法．鈴木重行（編）：疼痛の理学療法・理学療法MOOK 3．三輪書店，1999：30-41
- 松原貴子：痛みへのアプローチの進め方．嶋田智明，他（編）：肩関節運動機能障害—何を考えどう対処するか．理学療法プラクティス，文光堂，2009：30-41
- 西川仁史：肩関節周囲炎の機能解剖学的病態把握と理学療法．理学療法 2013；**30**(6)：650-663
- 山口光圀：肩の機能評価のエッセンス．嶋田智明，他（編）：肩関節運動機能障害—何を考えどう対処するか．理学療法プラクティス，文光堂，2009：30-41
- 赤羽根良和：肩関節拘縮の評価と運動療法．運動と医学の出版社，2014；51-54，77-81，95-122
- 勝木秀治：五十肩のリハビリテーション．総合リハビリテーション 2012；**40**(4)：337-346
- 後藤英之：肩関節の機能解剖学理解のポイント．理学療法 2013；**30**(6)：628-633
- 佐藤大志，他：インピンジメント症候群の機能解剖学的病態把握と理学療法．理学療法 2013；**30**(6)：641-649
- 森原　徹，他：リハに必要な五十肩のキネマチックス．J Clin Rehabil 2009；**18**(8)：685-694
- 中村隆一（編著）：臨床運動学．第3版，医歯薬出版，2002：336
- 嶋田智明，他（編）：よくわかる理学療法評価・診断の仕方—エビデンスから考える．文光堂，2012：41
- 森原　徹，他：パフォーマンスUP！運動連鎖から考える投球障害—診察室からグランドまでをつなぐアプローチ．全日本病院出版会，2014：14-18

第4章　リハビリテーションとホームエクササイズ
- 林　典雄：機能解剖学的触診技術—上肢．メジカルビュー社，2005
- 加藤文雄（監）：肩が痛い，腕が上がらない—五十肩．NHKきょうの健康Qブック⑳．NHK出版，2001
- 唐澤達典：肩関節の障害に対する運動療法の実際．理学療法 2013；**30**(3)：294-298
- 山田稔晃，他：肩関節周囲炎に対するセルフエクササイズ．理学療法 2008；**25**(7)：1038-1043
- 武富由雄（監）：市原則明（編）：理学療法プログラムデザイン—ケース別アプローチのポイントと実際．文光堂，2009

- 柳澤　健, 他（編）：PNFマニュアル, 第2版, 南江堂, 2005
- 日野高睦, 他：MRIによる"いわゆる"五十肩の病態に関する研究. 神戸大学医学部紀要, 2000；**61**（1・2・3）：11-20
- 三浦雄一郎, 他：病期別にみた運動療法のありかた. クリニカルリハビリテーション 2009；**18**（8）
- 山野仁志, 他：いわゆる五十肩の評価・理学療法のポイント. 理学療法 2006；**23**（3）
- 村木孝行：五十肩と理学療法. 理学療法ジャーナル 2013；**47**（7）
- 西川仁史：肩関節周囲炎（いわゆる五十肩）の理学療法. 理学療法 2006；**23**（12）
- 市川徳和, 他：五十肩の関節所見. 整形・災害外科 2004；**47**（3）
- 対馬栄輝（編）：筋骨格系理学療法を見直す. 文光堂, 2011
- 山田稔晃, 他：肩関節周囲炎に対するセルフエクササイズ. 理学療法 2008；**25**（7）
- 宮本重範：肩関節のモビライゼーション―特に五十肩に対する治療について―. 理学療法学 1986；**13**（2・3）
- 山口光國：五十肩に対する運動療法. 理学療法 1998；**15**（5）
- 橋本　淳, 他：パンピングによる joint distension. 整形・災害外科 2004；**47**（3）
- 林　典雄：肩関節拘縮の機能解剖学的特性. 理学療法 2004；**21**（2）
- 相澤利武：五十肩に対するマニプレーション. 整形・災害外科 2004；**47**（3）
- 林　典雄, 他（編）：整形外科運動療法ナビゲーション―上肢・体幹. 改訂第2版, メジカルビュー, 2014
- 小林靖幸：肩関節周囲炎の診断と治療 最近の動向. 理学療法 1998；**15**（5）
- 鈴木重行：肩関節周囲炎の徒手的療法. 理学療法 1998；**15**（5）

第5章　生活指導
- 設楽　仁, 他：オーバービュー：五十肩とは. *J Clin Rehabil* 2009；**18**（8）：680-684
- 宇高千恵, 他：五十肩のADLとQOL. *J Clin Rehabil* 2009；**18**（8）：695-702
- 伊藤利之, 他（編）：新版 日常生活活動（ADL）―評価と支援の実際. 医歯薬出版, 2010
- 井上雄一：ササッとわかる「睡眠障害」解消法. 講談社, 2007
- 星川吉光：スーパー図解 くび・肩・背中の痛み―不快な症状を消し去る生活処方と最新治療. 法研, 2008
- 嶋田智明, 他（編）：肩関節運動機能障害―何を考えどう対処するか. 理学療法プラクティス, 文光堂, 2009

Column 1：肩関節の運動感覚
- 沖田一彦：認知運動療法（整形外科編）. 理学療法学 1998；**25**（Supplement 3）：47
- 宮本省三：脳のなかの身体―認知運動療法の挑戦. 講談社現代新書, 2008
- Perfetti C, 他（小池美納 訳）：認知運動療法―運動機能再教育の新しいパラダイム. 協同医書出版社, 1998

Column 2：諸外国における五十肩
- 三笠元彦：五十肩の歴史. 整・災外 1994；**37**：1527-1532
- 信原克哉：肩. その機能と臨床. 第3版, 医学書院, 2001：156-161
- 髙岸健二：整形外科知ってるつもり 五十肩. 臨床整形外科 1999；**34**（1）：50-51
- 橋本　卓, 他：肩関節包の神経および血管の変化. 整形・災害外科 2000；**43**：9-18
- 熊谷　純：五十肩の滑膜および関節包所見. 整形・災害外科 2000；**43**：19-25

Column 3：画像診断
- 日野高睦, 他：MRIによる"いわゆる"五十肩の病態に関する研究. 神戸大学医学部紀要 2000；**61**（1・2・3）：11-20
- 林　典雄（編）：特集 肩関節インピンジメント症候群：どう診て, どう治すか. 臨床スポーツ医学 2013；**30**（5）：339-488
- 市川徳和, 他：五十肩の治療―五十肩の関節鏡所見. 整形・災害外科 2004；**47**（3）：229-235

Column 4：注射療法
- 三笠元彦：五十肩の注射療法. 整形・災害外科 2004；**47**（3）

Column 5：物理療法
- 木村貞治（編）：理学療法士のための物理療法臨床判断ガイドブック．文光堂，2007
- 白石貢一郎，他：五十肩に対するSSP療法とマニュピュレーションの応用．理学療法学 1992；**19**(4)

Column 6：手術療法
- 井手淳二：五十肩に対する手術療法．クリニカルリハビリテーション 2009；**18**(8)
- 山崎哲也，他：五十肩に対する鏡視下靱帯切離術．整形・災害外科 2004；**47**(3)

あとがき

　本書は,「五十肩の治療法にはどんなものがあるのかな?」と思っているビギナーセラピストと,「最近,肩が痛いけど,五十肩かな?」と思っている一般の方々に向けて書かれています．特にホームエクササイズの項目では,いままさに五十肩に罹患している方々がすぐに実践できるように,わかりやすい言葉で説明するように心がけましたが,それでも説明が必要ないくつかの用語には解説を加えました．また,直感的に理解していただけるように,たくさんのイラストや写真を用いてあります．

　第1章ではぜひ知っておいてほしい肩関節のしくみを,その構造と運動の視点から取り上げました．肩関節を中心とした解剖学的な解説ですが,むずかしくなりすぎないように内容を厳選してあります．第2章では「五十肩」とはどういう状態のことをいうのか,多くの文献を紐解いて説明しています．また,鑑別が必要な肩の疾患にも言及してあります．第3章では五十肩の評価のしかたを示しました．痛みや運動制限はもちろん,筋の状態,異常姿勢についてのみかたも解説しました．第4章は五十肩の病期を3つに分けて,セラピストが実施する徒手療法を主体としたリハビリテーションと,自宅で行うことができるホームエクササイズをそれぞれ解説しました．古典的な治療法から新しい考え方を取り入れた治療法まで,実践しやすい多くの方法をあげてあります．第5章は肩の動きを必ず必要とする日常生活での着替え,身だしなみ,入浴,睡眠中の姿勢などについて具体的に述べてあります．日常生活で肩をしっかり管理していただきたいと思います．また,今回は紙面の都合上,詳しく触れることができなかった内容については,ポイントを押さえて簡単に各所のコラムにまとめてあります．

　最後になりますが,この本を出版する機会を与えてくださった診断と治療社の堀江康弘編集部長,編集部の土橋幸代氏,横手寛昭氏に感謝いたします．また,写真のモデルを快く引き受けていただいた高田整形外科オルソクリニックの理学療法士,尾淵泰仁氏に感謝いたします．

　私も十数年前に,左肩,次に右肩というように両方の肩が五十肩(四十肩?)になりました．夜も眠れずとても痛かったという記憶はありますが,あの激痛そのものを思い出すことはもうできません．幸い必要な時期に必要な運動を行うことができたので,肩の運動制限も全く残っていません．しかし,いまはこの原稿を書くために長時間キーボードを打ちすぎて,親指の関節炎がちょっと心配です…．

長野保健医療大学保健科学部
リハビリテーション学科
山本良彦

索引

欧文

acromiohumeral interval（AHI） 38
continuous passive motion（CPM） 92
coracoacromial arch 9
drop arm sign 38, 59
face pain scale（FPS） 43
finger-floor distance（FFD） 76
freezing phase 25, 27, 29, 31, 33, 49, 64
frozen phase 25, 28, 30, 32, 33, 49, 72
Hawkins-Kennedy テスト 60, 61
Horner 症候群 39
inner muscle 4, 6
ISP テスト 38, 58
joint distension 32, 89
Keegan 型 39
lift off テスト 38, 58, 59
MRI 21, 38, 40
Neer テスト 60
NSAIDs 31, 36
numerical rating scale（NRS） 43
outer muscle 4, 28
painful arc 37
Pancoast 腫瘍 39
PNF 運動 83, 84
Raynaud 現象 38
rotator cuff 8
rotator interval lesion 23
shortening 50
Shoulder 36 15
spasm 49, 50
SSP テスト 38, 58
thawing phase 25, 29, 30, 32, 33, 49, 63
verbal rating scale（VRS） 43
visual analogue scale（VAS） 43
X 線検査 21, 38, 39
X 線所見 21, 36
Yergason テスト 35, 59, 60

和文

◆あ行

愛護的 64, 65, 92
アイシング 31, 36, 37
アライメント 17, 40, 55, 72〜74, 102
痛み日誌 42〜44
インピンジメント 22, 34, 40, 56
　　──テスト 60, 61
ウォーキング 88, 106
烏口肩峰アーチ 9
烏口肩峰靱帯 10, 22, 32, 35, 37, 56, 60
烏口鎖骨靱帯 10
烏口上腕靱帯 10, 21, 22, 28, 32, 35, 48
烏口突起 2, 7, 9〜11, 27, 28, 35, 52, 65
　　──炎 20
烏口腕筋 8, 9, 35, 52
運動検査 42, 51
運動制限 10, 20, 29, 30, 46, 49, 54
運動不足 106
運動分析 22
運動療法 17, 26, 29, 32, 39, 48, 61, 64
遠心性収縮 81, 82
円錐靱帯 10
円背 25〜27, 33, 35, 46, 68
オステオポンチン 36
温熱治療 39
温熱療法 90, 91

◆か行

回旋 3, 5, 8, 10, 12, 14〜16, 21, 46, 48, 51, 55, 56, 71, 78, 79, 81, 104
　　筋腱板 8, 51
　　肢位 45, 46
外旋 6, 8〜10, 12, 13, 23, 29, 30, 32, 35, 36, 46〜48, 51, 58, 59, 65, 69, 70, 73, 75, 76, 81, 83〜85, 92, 95, 98, 99, 102〜104
　　──運動 33, 68, 69, 87, 88
外転 3, 6, 9, 10, 12, 13, 14, 15, 16, 21〜23, 26, 27, 29, 30, 32, 35, 46, 47, 51, 54〜59, 65, 68, 69, 73〜75, 77〜79, 81, 82〜84, 87, 92

索　引

下制　3, 5, 14, 15, 47, 51, 55〜67, 107
肩関節運動　4, 68, 77, 78
肩関節可動域　74, 77, 83, 84
肩関節鏡検査　21
肩関節拘縮　20, 23, 26, 28, 29, 31, 32, 34, 38, 39, 48, 61, 89
肩関節周囲炎　20, 24, 34, 35
肩関節前方障害　23
肩関節包の縮小　23
肩こり　25, 106, 108
肩内旋位　31
滑車　75, 92
可動域制限　22, 50, 72, 74, 92, 94, 101
可動障害　29, 35
可動制限　29, 30, 34, 35
下方回旋　3, 14, 15, 51, 55, 56
緩解期　25〜33, 49, 83, 86, 90, 94, 95, 100
患者立脚肩関節評価法　45
関節牽引　12, 65
関節拘縮　17, 22, 25, 26, 32, 33, 35, 36, 39, 64
関節上腕靭帯　9, 10, 23, 48
関節唇　3, 21, 23, 40, 49
関節造影検査　21〜23, 32, 38
関節注射　32, 33
関節内圧　10, 23, 30, 32, 49, 64, 89
　　―― 減圧法　23, 89
関節内注射　89
関節の遊びの消失　21
関節包　2, 3, 9, 14, 21, 23, 24, 30, 32, 40, 46, 48, 49, 65, 92, 102
　　―― の癒着　21, 24
関節包・靭帯全周切離術　92
鑑別診断　34
寒冷療法　90
拮抗筋　76
求心性収縮　81, 82
急性期　25, 27〜29, 31〜33, 35, 36, 49, 64, 66, 69, 90, 94, 95, 98, 100
胸郭　3, 14〜16, 29, 50, 57, 66, 70
胸鎖関節　2〜4, 14
鏡視下肩関節授動術手技　92
鏡視下手術　32, 92
鏡視下授動術　92
胸部腫瘍　39
棘下筋　6〜8, 9, 28〜30, 37〜39, 48, 51, 52, 55, 57, 58, 65
　　―― テスト　38, 58
棘上筋　6〜10, 22, 29, 30, 37〜39, 48, 51, 52, 55, 57, 65
　　―― 腱　22, 36, 58, 60
　　―― テスト　38, 58
局所麻酔薬　31, 32, 35, 37, 89
挙上　3, 5, 6, 12, 14, 15, 22, 24, 26, 31, 32, 34〜39, 46, 47, 50, 51, 55, 56, 58, 59, 67, 68, 75〜77, 80, 87, 89, 92, 107
　　―― 困難　37
　　―― 障害　22, 24
　　―― 制限　21, 22, 37
　　―― 痛　35, 36
　　―― 動作　20, 26, 29, 37, 39
筋弛緩薬　31, 36
筋短縮　50
筋力　3, 17, 30, 37, 42, 44, 50, 51, 54, 58, 59, 72, 77, 83, 94, 106
　　―― 強化　17, 75, 76, 81〜83
筋攣縮　49, 50
屈曲　6, 9, 12〜14, 16, 29, 30, 32, 35, 39, 46, 47, 54, 58〜60, 73〜75, 78〜81, 83〜85, 92, 98, 103, 104, 107
頚椎病変　23
頚部神経根症　39
結節間溝　11, 22, 23, 27, 28, 35, 36, 59
牽引　65〜67, 70, 74, 83
　　―― 痛　28
肩甲下筋　3, 6〜10, 22, 23, 37, 48, 51, 59
　　―― テスト　38, 58, 59
肩甲胸郭関節　2〜4, 14〜16, 29, 66
肩甲挙筋　6, 7, 28, 29, 51, 52, 55, 65
肩甲棘　7, 11, 46
肩甲骨外側縁　11
肩甲骨下角　11
肩甲骨関節窩　2, 3, 10, 14
肩甲骨棘下窩　28
肩甲骨上角　11, 28
肩甲骨内側縁　11, 57
肩甲上神経ブロック　32, 39
肩甲上腕関節　2, 4, 9, 12, 16, 22, 29, 46, 51, 56, 74
肩甲上腕リズム　16, 22, 55, 74
肩甲帯　2〜4, 7, 9, 11, 46, 47, 55, 83, 104
肩鎖関節　2〜4, 14, 24
肩鎖靭帯　10
肩手症候群　38

索　引

腱板　9, 10, 21, 22, 24, 29, 32, 35〜38, 40, 83, 92, 102
　──炎　20, 22, 34, 35, 58, 59
　──機能　51
　──疎部　10, 22, 23, 27, 28, 32, 37, 40, 48, 56, 92
　──断裂　21, 24, 34, 37, 38, 40, 57〜59
腱付着部炎　35
肩峰　2, 4, 9, 11, 22, 23, 27, 29, 30, 36〜38, 47, 53, 55, 57, 60
　──アーチ　9
　──下インピンジメント　22
　──下滑液包　3, 21〜24, 29, 32, 35, 37, 60, 89, 92
　──下滑液包炎　20, 22, 24, 35, 37
　──下関節　2, 3
　──骨頭間距離　38
　──の関節面化　38
更衣動作　95
交互交叉バランス　86, 87
拘縮　17, 22, 26〜39, 56, 92
　──期　25, 72, 77
甲状腺疾患　33, 39
広背筋　5〜7, 28, 29, 52, 65, 72
後方挙上　12, 47
後方四角腔　27, 29, 30, 32
誤学習　83
五十肩の原因　22, 23
五十肩の検査所見　21
骨萎縮　22, 38, 40
骨棘形成　21, 38
骨頭　3, 21, 22, 40, 51

◆さ行
鎖骨　2〜4, 6, 7, 9〜11, 14, 39, 55
三角筋　5, 10, 28, 29, 51, 52, 59
指床間距離　76
視診　42
シスト形成　21
姿勢　16, 25, 27, 31, 42, 50, 53〜57, 68, 98, 101, 102, 104, 106, 107
湿布　31, 35, 36
自動介助運動　74, 75
自動車運転　105
自発痛　72
手術　23, 24, 32, 36〜38
　──療法　92, 107
手爪の変形　38

主動作筋　76
小円筋　6〜9, 30, 48, 51, 52, 65
消炎鎮痛薬　33, 35, 37〜39
小胸筋　28, 29, 35, 51, 52
小結節　2, 11, 27, 28, 52
上方回旋　3, 5, 14〜16, 51, 56
小菱形筋　6, 7
上腕骨骨密度の測定　22
上腕骨大結節　37
上腕骨頭　3, 9, 12, 21, 23, 27, 30, 35, 36, 38, 55
上腕三頭筋　7〜9, 27, 28, 30
上腕二頭筋　7〜9, 22, 29, 40, 52, 65
　──短頭　8, 35
　──長頭腱　10, 11, 21〜24, 56, 59
　──長頭腱炎　35, 59, 60
除外診断　20, 21
触診　42, 64
神経ブロック療法　89
深層筋　4, 6〜8
靱帯　3, 4, 9, 10, 14, 30, 31, 35, 46, 49, 92, 94, 103
伸張反射　67
伸展　5, 6, 9, 12〜14, 25, 32, 35, 47, 50, 54, 58, 59, 73, 78〜81, 83〜85, 102〜104
振動　64, 65
水平外転　6, 12, 47, 77〜79, 81
水平屈曲　9, 12, 14, 47, 92
水平伸展　9, 12, 14, 47
水平内転　12, 46, 47, 77〜79, 102, 104
睡眠時の姿勢　101
睡眠障害　25
ステロイド薬　31, 32, 35, 37〜39, 89
ストレス　49, 106, 108
ストレッチ　35, 50, 76, 77, 84
スピードテスト　35, 59, 60
滑りと回転　12
生活指導　17, 94
星状神経節ブロック　39
整髪　98, 99
整容動作　90
石灰性腱炎　34
石灰沈着　20, 22, 36
　　　　性腱板炎　20, 36
線維芽細胞の活発な増殖　23
前方関節唇　21
前方挙上　12, 26, 47, 89
造影MRI　21

索　引

僧帽筋　5, 6, 10, 28, 29, 51, 52, 55
側方挙上　12, 47, 89
ソフトマッサージ　65

◆た行
第1肢位　9, 13, 14, 46, 48, 68, 69, 92
第2肩関節　3, 37
第2肢位　9, 13, 14, 46, 48, 69, 70, 92
第3肢位　9, 13, 14, 46, 48
大円筋　6, 7, 9, 26〜30, 48, 52, 65
大胸筋　5, 6, 9, 29, 52
大結節　2, 11, 21, 22, 27, 29, 30, 37, 38, 40, 52, 60
代償運動　68, 70, 75, 83
大菱形筋　6, 7
タオル牽引　84, 85
タオル・ワイピング　78, 79
他動的可動域練習　92
単純MRI　21
注射療法　40, 89, 92
超音波検査　21, 38
超音波破砕装置　37
超音波療法　90, 91
電気刺激療法　90, 91
橈骨　36
動作障害　25, 29, 35, 38
動作制限　20, 22, 29, 37, 38
動作痛　26, 35, 37
等尺性収縮　72〜76
等尺性抵抗運動検査　51
疼痛期　25, 64
疼痛性関節制動症　20
疼痛部位　17, 25, 27, 28, 64, 91
疼痛誘発テスト　38
糖尿病による肩拘縮　39
逃避動作　29
徒手検査法　58
徒手授動　92

◆な行
内旋　5, 6, 8, 9, 12, 14, 23, 25, 32, 35, 47, 48, 60, 69, 70, 73, 83, 84, 89, 92, 95, 98, 99
　――位　10, 31, 38, 58〜60
　――運動　33, 68〜70, 87, 88
内転　3, 5, 6, 9, 12〜15, 23, 46, 47, 51, 69, 73, 77〜79, 83, 84, 87, 102, 104
　――位　25, 38

　――運動　68
軟部組織　2, 46, 48〜50, 65, 72, 90, 102
日常生活　17, 25, 42, 64, 83, 86, 92, 94, 95, 104, 105, 107, 108
　――動作　44
入浴動作　99
認知運動療法　17

◆は行
ハイドロオキシアパタイト　36
廃用性　22
反射性交感神経性ジストロフィー　38
パンピング効果　32
ヒアルロン酸　89
　――製剤　32, 38
表層筋　4, 5
プーリー　75
物理療法　72, 90
振り子運動　69〜71
ペインスケール　42, 43
防御反応　64
保護固定　36
ポジショニング　102〜104
保存的治療　32, 37〜39
保存療法　89, 92

◆ま行
マッサージ　26, 32, 65
マニピュレーション　92
慢性期　25, 28, 30〜33, 35, 36, 49, 72, 90, 94, 95, 100
問診　42, 64

◆や行
夜間痛　17, 37, 42, 44, 72, 89, 92
有痛弧　37
癒着　21, 24, 32, 49, 72, 92
予防　31, 86, 95, 102, 106, 108

◆ら行
リウマチ　37
リハビリテーション　17, 26, 31, 32, 36, 38, 44, 64, 72, 83, 86, 90〜92
菱形筋　28, 51, 52, 65
菱形靱帯　10
リラックス　37, 49, 101, 102, 106, 107
臨床症状　25, 27

- **JCOPY** 〈(社)出版者著作権管理機構 委託出版物〉
  本書の無断複写は著作権法上での例外を除き禁じられています．
  複写される場合は，そのつど事前に，(社)出版者著作権管理機構
  （電話：03-3513-6969，FAX：03-3513-6979，e-mail：info@jcopy.or.jp）
  の許諾を得てください．
- 本書を無断で複製（複写・スキャン・デジタルデータ化を含みます）
  する行為は，著作権法上での限られた例外（「私的使用のための複
  製」など）を除き禁じられています．大学・病院・企業などにお
  いて内部的に業務上使用する目的で上記行為を行うことも，私的
  使用には該当せず違法です．また，私的使用のためであっても，
  代行業者等の第三者に依頼して上記行為を行うことは違法です．

五十肩のリハビリテーション
病期に合わせた適切な運動療法

ISBN978-4-7878-2179-9

2015年 4月28日　初版第1刷発行
2018年 4月27日　　　第2刷発行

編　　集	山本龍彦
発 行 者	藤実彰一
発 行 所	株式会社 診断と治療社
	〒100-0014　東京都千代田区永田町 2-14-2　山王グランドビル 4 階
	TEL：03-3580-2750（編集）　03-3580-2770（営業）
	FAX：03-3580-2776
	E-mail：hen@shindan.co.jp（編集）
	eigyobu@shindan.co.jp（営業）
	URL：http://www.shindan.co.jp/
表紙デザイン	永和印刷 株式会社
本文イラスト	小牧良次（イオジン）
印刷・製本	広研印刷 株式会社

© Yoshihiko YAMAMOTO, 2015. Printed in Japan.　　　　　　　　　　　　　［検印省略］
乱丁・落丁の場合はお取り替えいたします．